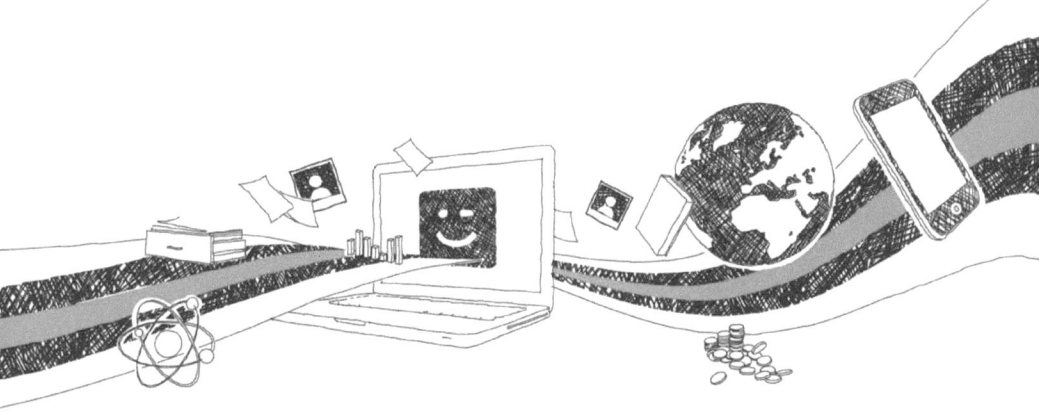
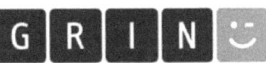

Bibliografische Information der Deutschen Nationalbibliothek:

Die Deutsche Bibliothek verzeichnet diese Publikation in der Deutschen National-
bibliografie; detaillierte bibliografische Daten sind im Internet über http://dnb.d-
nb.de/ abrufbar.

Impressum:

Copyright © 2012 GRIN Verlag
Druck und Bindung: Books on Demand GmbH, Norderstedt Germany
ISBN: 9783656293439

Dieses Buch bei GRIN:

https://www.grin.com/document/202096

Nils Pöhler

Delegation ärztlicher Leistungen: Auszubildende und Assistenten in der Gesundheits- und Krankenpflege im Blickpunkt

GRIN Verlag

GRIN - Your knowledge has value

Der GRIN Verlag publiziert seit 1998 wissenschaftliche Arbeiten von Studenten, Hochschullehrern und anderen Akademikern als eBook und gedrucktes Buch. Die Verlagswebsite www.grin.com ist die ideale Plattform zur Veröffentlichung von Hausarbeiten, Abschlussarbeiten, wissenschaftlichen Aufsätzen, Dissertationen und Fachbüchern.

Besuchen Sie uns im Internet:

http://www.grin.com/

http://www.facebook.com/grincom

http://www.twitter.com/grin_com

Fachbereich Pflege und Gesundheit

Berufspädagogik im Gesundheitswesen

6. Semester

Fachhochschule
Münster University of
Applied Sciences

Bachelorarbeit

Möglichkeiten und Grenzen der Delegation ärztlicher Tätigkeiten in der Pflege, unter besonderer Berücksichtigung von Auszubildenden und Assistenzkräften.

Vorgelegt am   11.06.2012

Vorgelegt von   Pöhler, Nils

Modul   BA Arbeit

Möglichkeiten und Grenzen der Delegation ärztlicher Tätigkeiten in der Pflege, unter besonderer Berücksichtigung von Auszubildenden und Assistenzkräften.

Inhalt

Möglichkeiten und Grenzen der Delegation ärztlicher Tätigkeiten in der Pflege, unter besonderer Berücksichtigung von Auszubildenden und Assistenzkräften.

Tabellenverzeichnis

Die Inhalte der vorliegenden Arbeit beziehen sich in gleichem Maße sowohl auf Frauen als auch auf Männer. Aus Gründen der besseren Lesbarkeit wird jedoch die männliche Form für alle Personenbezeichnungen gewählt. Die weibliche Form wird dabei stets mitgedacht. Eine Ausnahme bilden die Inhalte, die ausdrücklich auf Frauen bezogen werden.

Möglichkeiten und Grenzen der Delegation ärztlicher Tätigkeiten in der Pflege, unter besonderer Berücksichtigung von Auszubildenden und Assistenzkräften.

Abkürzungsverzeichnis

Abs.	Absatz
ArbG	Arbeitsgericht
AZ	Aktenzeichen
BAG	Bundesarbeitsgericht
BÄK	Bundesärztekammer
BÄO	Bundesärzteordnung
BAT	Bundesangestelltentarifvertrag
BGB	Bürgerliches Gesetzbuch
BGH	Bundesgerichtshof
d. V.	der Verfasser
DBfK	Deutscher Berufsverband für Pflegeberufe
Etc.	et cetera
GesKrPflassAPrV	Ausbildungs- und Prüfungsordnung für den Beruf der Gesundheits- und Krankenpflegeassistentin und des Gesundheits- und Krankenpflegeassistenten
GG	Grundgesetz
GuKG	Bundesgesetz über die Gesundheits- und Krankenpflege (Österreich)
HPG	Heilpraktikergesetz
KBV	Kassenärztliche Bundesvereinigung
KrPflAPrV	Ausbildungs- und Prüfungsverordnung für die Berufe in der Krankenpflege
KrPflG	Krankenpflegegesetz
LAG	Landesarbeitsgericht

LG	Landgericht
MBO-Ä	Musterberufsordnung der deutschen Ärztinnen und Ärzte
n.d.	nicht datiert
NRW	Nordrhein-Westfalen
OLG	Oberlandesgericht
S.	Seite
SGB	Sozialgesetzbuch
StGB	Strafgesetzbuch
ZO-Ärzte	Zulassungsordnung der Kassenärzte

Möglichkeiten und Grenzen der Delegation ärztlicher Tätigkeiten in der Pflege, unter besonderer Berück-sichtigung von Auszubildenden und Assistenzkräften.

1. Hinführung zur Thematik mit Problemskizze

Besonders in den letzten Jahren bis Jahrzehnten hat sich die moderne Medizin immer schneller weiterentwickelt. Dies geschieht durch die Entwicklung neuer Methoden und der dazugehörigen Medizinprodukte (Hahn, 1981a, 12-13). Markant ist die Entwicklung verschiedenster Geräte zur bildgebenden Diagnostik, wie zum Beispiel die Computer-oder auch die Magnetresonanztomographie. Hahn (1981a) nennt dies „Technoide Medizin" und eben diese erfordert ein immer höheres Maß an technischem Wissen seitens des ärztlichen Dienstes. Dieser vereinnahmt „die berufs- oder gewerbsmäßig vorgenommene Tätigkeit zur Feststellung, Heilung oder Linderung von Krankheiten, Leiden oder Körperschäden bei Menschen" (§ 1 Abs. 2 HPG). Hieraus resultierend werden sämtliche Maßnahmen am Patienten als 'ärztliche Aufgabe' definiert. „Die Grenzen des eigenen Sachverstandes werden dem Mediziner hier besonders deutlich", stellt Hahn (1981a, 12) dar. Dies erklärt die weiter fortschreitende Spezialisierung und Entwicklung verschiedener Fachgebiete der Ärzte. Daraus resultiert die Notwendigkeit, Hilfskräfte hinzuzuziehen, die dem Arzt bei der adäquaten Ausführung seines Berufes behilflich sind, so Hahn (1981a) weiter. Diese zugegeben ärztliche Sichtweise erklärt dennoch, dass Ärzte Tätigkeiten auf nicht-ärztliches Personal übertragen müssen, um die ärztliche Heilkunst adäquat ausführen zu können. Hahn (1981a, 38) konstatiert weiterhin, dass es in der heutigen Medizin in Deutschland keinen arztfreien Raum gibt: „So kommt es zu Aussagen, wonach es im Zusammenhang mit der Behandlung eines Patienten für das Krankenpflegepersonal keinen arztfreien Bereich gebe". Auch Sträßner (2006) geht darauf ein. Hieraus ergibt sich schließlich, dass Ärzte Aufgaben delegieren müssen.

Die größte Berufsgruppe in deutschen Krankenhäusern sind die Pflegekräfte. Diese sind besonders oft Empfänger ärztlich delegierter Tätigkeiten. Um nun aufzuzeigen, welche Tätigkeiten übertragen werden dürfen und welche nicht, ist es wichtig abzugrenzen, an welcher Stelle ärztliches Handeln aufhört und das der Pflege anfängt (siehe Gliederungspunkt 2). Die Abgrenzung der Krankenpflege fällt auch trotz der Novellierung des KrPflG nicht leicht. Um dies zu erreichen, muss, nach Meinung des Autors, der Ausbildungsgegenstand erfasst werden. Exemplarisch für das Tätigkeitsfeld und die Delegation der ärztlichen Aufgaben behandelt diese Arbeit die Situation der Gesundheits- und

Möglichkeiten und Grenzen der Delegation ärztlicher Tätigkeiten in der Pflege, unter besonderer Berücksichtigung von Auszubildenden und Assistenzkräften.

Krankenpflegekräfte im stationären Bereich, basierend auf der Grundlage des KrPflG und der KrPflAPrV.

Unbestritten ist, dass für eine solche Delegation Regeln notwendig sind, sodass sich nicht nur der Arzt rechtlich absichern kann, sondern auch das nicht-ärztliche Hilfspersonal darüber informiert ist, welche Tätigkeiten es auszuführen hat. In der folgenden Arbeit zeigt der Verfasser Voraussetzungen für die Übernahme ärztlicher Tätigkeiten auf und beleuchtet diese sowohl aus haftungsrechtlicher, als auch aus straf- und arbeitsrechtlicher Sicht, um abschließend zu einer Einteilung der verschiedenen delegationsfähigen Leistungen zu kommen. Bezogen darauf gibt es generell keine Gesetze, die explizit die Delegation ärztlicher Leistungen regeln. Vielmehr müssen Gerichtsurteile mit wertsetzendem Charakter hinzugezogen werden, die nur bedingt verallgemeinerbar sind, da sie sich immer auf spezifische Eigenheiten des jeweiligen Falles beziehen (Großkopf & Klein, 2012, 222). Ferner herrschen in der Praxis der Pflege Unklarheiten, welche Aufgaben übernommen werden dürfen. Hierzu auch Großkopf & Klein (2012, 224): „Die Vorgaben der Gerichte und das tägliche Handeln der Pflegekräfte in den Krankenhäusern, Altenheimen und ambulanten Pflegediensten (der Praxisalltag) klaffen ... augenfällig auseinander." Von Pflegekräften aus der Praxis hört man häufig den Satz: „Wir stehen häufig mit einem Bein im Gefängnis", wenn die Ausführung ärztlich delegierter Tätigkeiten diskutiert wird. Wie Böhme & Hasseler (2006, 665) bemerken, ist diese „Angstmacherei [sic.] mit der Eigenhaftung" unbegründet, da bei falscher Delegation keine Haftungskonsequenzen ausgelöst werden. Höchstens im Rahmen der Organisationshaftung muss der Arbeitgeber haften, denn „die Rechtsprechung ist mit dem so genannten Übernahmeverschulden sehr zurückhaltend, das sich auf erkennbare Fehler beschränkt" (Böhme & Hasseler, 2006, 665). Der Verfasser beleuchtet diesen Standpunkt kritisch und zeigt noch andere Meinungsalternativen auf.

Schwieriger ist die Betrachtung der Auszubildenden und Assistenzkräfte in der Pflege. Stellvertretend für die Berufsgruppe der Pflege wird exemplarisch die Situation von Auszubildenden der Gesundheits- und Krankenpflege und die der Gesundheits- und Krankenpflegeassistenten beleuchtet. Da die Ausbildung der Assistenzkräfte in der Pflege nicht mehr bundesrechtlich geregelt ist, bezieht sich der Verfasser auf aktuell geltendes Recht in Nordrhein-Westfalen, also die Ausbildungs- und Prüfungsverordnung für den Beruf der Gesundheits- und Krankenpflegeassistentin und des Gesundheits- und Krankenpflegeassistenten. Auch hier gilt es herauszufinden, welche Aufgaben übernommen werden dürfen. Ein besonderes Augenmerk soll auf die Situation der Auszubildenden gelegt werden, die vielfach Aufgaben selbstständig übernehmen, die ihnen von Pflegekräften weiterdelegiert werden, welche genau genommen ärztlichen Ursprungs sind. Es besteht eine Diskrepanz in der Hinsicht, dass einjährig ausgebildete Assistenzkräfte objektiv mehr Aufgaben übernehmen (dürfen) als Auszubildende in der Krankenpflege, die sich bereits im dritten, also letzten Lehrjahr befinden. Begründet ist dies in der formellen Qualifikation der Auszubildenden, die (noch) nicht vorhanden ist. Auszubildende in der Gesundheits- und Krankenpflege dürfen „zum Zweck der Ausbildung" (Klie, 2009, 112) ärztliche Aufgaben übernehmen, dies aber nur „unter Aufsicht (=Anwesenheit) des Arztes oder (bei einfachen Verrichtungen) einer besonders instruierten Pflegekraft" (Klie, 2009, 112). Diesen Konflikt versucht der Autor aufzulösen, insbesondere aufgrund der größeren Bedeutung der materiellen Qualifikation. Der Verfasser versucht des Weiteren neue Möglichkeiten aufzuzeigen dieses Problem lösbar zu machen. Schlussendlich werden weitere Problemfelder der Delegation ärztlicher Tätigkeiten beschrieben, wobei diese keinen Anspruch auf Vollständigkeit erheben, sondern exemplarisch zu sehen sind. Es handelt sich in erster Linie um die Durchführung verschiedener Injektionen und den Umgang mit Infusionen. Den Abschluss der Arbeit bildet das Fazit, welches eine Zusammenfassung der Ergebnisse beinhaltet.

2. Delegation ärztlicher Tätigkeiten

2.1 Abgrenzung der Kompetenzbereiche des ärztlichen Dienstes und der Krankenpflege

Es bestehen in der Literatur verschiedene Ansätze den Tätigkeitsbereich des approbierten Arztes zu definieren. Die umstrittenste, aber dennoch am häufigsten verwendete, ist die Legaldefinition des HPG. Dort heißt es im § 1 Abs. 2: „Ausübung der Heilkunde im Sinne dieses Gesetzes ist jede berufs- oder gewerbsmäßig vorgenommene Tätigkeit zur Feststellung, Heilung oder Linderung von Krankheiten, Leiden oder Körperschäden bei Menschen…". Diese allumfassende Definition würde auch ein allumfassendes Arbeitsfeld des Arztes bedeuten, da sie, wörtlich genommen, im Feld der Gesundheitsberufe keinen anderen Beruf als den des Arztes oder Heilpraktiker zulässt. Eine ähnliche Meinung vertritt Böhme (1998, 115): „Nach dem Wortlaut der Legaldefinition dürfte an sich keine Krankenschwester tätig werden. Das gilt im Prinzip für alle Heilberufe, die nicht entweder eine ärztliche Approbation oder eine Heilpraktikererlaubnis vorweisen.". Auch Hahn (1981b, 1980) vertritt diese Meinung: „Der Argumentation mit dem Heilpraktikergesetz darf aber kein allzu hoher Stellenwert beigemessen werden. Zum einen ist diese indirekte Legaldefinition zu weit. Danach müsste der eine Diät anordnende Arzt sich selbst in die Krankenhausküche begeben und die Suppe zubereiten. Zum anderen ist das Heilpraktikergesetz für die anstehende Frage indifferent, da es gerade bezüglich der Delegierung ärztlicher Verrichtungen auf Hilfspersonal schweigt". Einer solchen globalen Definition wird sowohl in der Fachliteratur, als auch in Rechtsurteilen keine große Bedeutung beigemessen. Vielmehr wird diese Legaldefinition eingeschränkt. Dies bezieht sich vor allem darauf, dass die ausgeführte Heilkunde nur Tätigkeiten beinhaltet, welche spezielles Wissen voraussetzen, über welches nur ein Arzt verfügt. Diese Einschränkung ist nach den Erfordernissen des HPG nicht nötig, da das Gesetz von den Heilpraktikern kein spezielles Wissen verlangt. Somit ist nach Böhme (1998) keine rechtliche Abgrenzung aus dem HPG möglich. Unterstützt wird diese These von Schneider (2003, 123): „Auch dem Heilpraktikergesetz ist keine abschließende Kompetenzverteilung zu entnehmen, wenngleich diese Auffassung teilweise im Schrifttum anzutreffen ist." Hahn (1981a, 24) geht in seiner Kritik an dieser Auffassung noch

5

Möglichkeiten und Grenzen der Delegation ärztlicher Tätigkeiten in der Pflege, unter besonderer Berücksichtigung von Auszubildenden und Assistenzkräften.

weiter: „Die gesetzgeberische Mißgeburt des HPG wird nun allenthalben dazu benutzt, um den ärztlichen Heilkundebegriff zu präzisieren. Dabei muß es als kurios bezeichnet werden, daß entsprechende Eingrenzungskriterien ausgerechnet über ein Heilgewerbe gewonnen werden, dessen Seriosität verschiedentlich Anlaß zu Zweifeln gab und nach wie vor gibt." Augenscheinlich ist es nur begrenzt möglich Erkenntnisse zur Abgrenzung des Berufsstandes der Ärzte aus dem HPG zu gewinnen. Die Definition ist zu global gefasst und schließt alle Maßnahmen am Patienten ein, sodass der Arzt, definiert er sein Handeln nach diesem Gesetz, handlungsunfähig ist. Es kann festgehalten werden, dass das HPG als Richtlinie gesehen werden kann und keine Grundlage für die Abgrenzung des Berufsstandes des Arztes bietet.

Gleichwohl gibt es klar erkennbare ärztliche Monopole, die unumstritten sind. Hierunter fallen die ärztliche Diagnose und die Auswahl der Therapie und deren Durchführung. Ebenso verhält es sich auch mit Operationen oder anderen Eingriffen, die ärztliches Wissen erfordern. Diese Abgrenzung ist dennoch variabel, denn Tätigkeiten die vor dreißig Jahren noch nicht vorstellbar waren, sind heute Alltagsroutine. Daraus lässt sich ableiten, dass Tätigkeiten, die zuvor ärztlich geprägt gewesen sind, wie zum Beispiel die intramuskuläre Injektion, heute zum Aufgabenbereich der Pflege gezählt werden können. „Beide Kriterien beinhalten allerdings eine Abgrenzung, die sich variabel den technischen Entwicklungen in der Medizin anpasst. Denn was heute noch als ungemein schwierig und gefährlich eingestuft wird, kann morgen bereits durch technische Neuerungen vereinfacht und entschärft werden." (Hahn, 1981a, 25).

Roßbruch (2003a+b) geht in der Abgrenzung des Berufsstandes des Arztes einen anderen Weg und versucht über die MBO-Ä, ZO-Ärzte und den Bundesmanteltarifvertrag der Ärzte einen Tätigkeitsbereich abzustecken. Er leitet aus dem §19 Satz 2 der MBO-Ä und dem §32 ZO-Ärzte sowie aus dem §4 des Bundesmanteltarifvertrags Folgendes ab: „Danach hat der Arzt seinen Beruf grundsätzlich persönlich und unmittelbar, allenfalls in Zusammenarbeit mit anderen Ärzten auszuüben" (Roßbruch, 2003a, 96). Im Einzelnen bedeutet dies: Der §19 der MBO-Ä regelt die Beschäftigung angestellter Praxisärztinnen und –ärzte. Er beinhaltet an sich schon die Einschränkung, dass es sich hier ‚nur' um Ärzte handelt, die in niedergelassenen Praxen tätig sind. Nach Meinung des Verfassers kann hieraus keine allgemeingültige These für den Berufsstand des Arztes abgeleitet werden. „Ärztinnen und Ärzte müssen die Praxis persönlich ausüben" (§19 Abs. 1 MBO-Ä). Auch der §32 ZO-Ärzte behandelt die Tätigkeit des Arztes in einer Gemeinschaftspraxis und regelt darüber hinaus die ärztliche Vertretung und Assistenz. Im §4 des Bundesmanteltarifvertrags wird die Sicherstellung der ärztlichen Versorgung geregelt, wobei alle Versicherten der Ersatzkassen durch Ärzte behandelt werden sollen, die der Kassenärztlichen Vereinigung angehören. Die Argumentation Roßbruchs über diese Paragraphen erscheint widersinnig. Es handelt sich dabei nur um eine Einsatzmöglichkeit der Ärzte und zum Beispiel in einer Klinik angestellte Ärzte werden außen vor gelassen. Gleichwohl bietet die Argumentation mit Hilfe von diesen Gesetzen interessante Aspekte und lässt auch eine bedingte Abgrenzung zu, wenn andere Paragraphen zu Rate gezogen werden. So heißt es im §1 Abs. 2 MBO-Ä: „Aufgabe der Ärztinnen und Ärzte ist es, das Leben zu erhalten, die Gesundheit zu schützen und wiederherzustellen, Leiden zu lindern, Sterbenden Beistand zu leisten und an der Erhaltung der natürlichen Lebensgrundlagen im Hinblick auf ihre Bedeutung für die Gesundheit der Menschen mitzuwirken." Dies ist ähnlich der Legaldefinition des HPG eine umfassende und globale Beschreibung der ärztlichen Aufgaben, die von der Prävention, über die Diagnostik und Therapie, bis hin zur Rehabilitation reichen. Es ergeben sich dennoch Anhaltspunkte, welche Aufgaben Ärzte wahrzunehmen haben. Im Gegensatz zum HPG geht die MBO-Ä weiter und setzt medizinisches Wissen konkret voraus (§2 Abs. 3 MBO-Ä). Zudem dürfen Ärzte keine Weisung von Nichtärzten entgegennehmen (§2 Abs. 4 MBO-Ä), was impliziert, dass Ärzte medizinische Entscheidungen alleine, allenfalls unter dem Rat anderer Ärzte, treffen dürfen. Die Wichtigkeit ärztlichen Fachwissens wird weiter durch den §4 MBO-Ä verstärkt, der eine regelmäßige Fortbildung des Arztes als Voraussetzung für die weitere Berufsausübung vorschreibt. Für den bundesdeutschen Raum bietet dieses Gesetz zudem eine ausreichende Reichweite, da alle in Deutschland tätigen Ärzte der MBO-Ä unterliegen. Auch auf der Basis des Bundesmanteltarifvertrags der Ärzte lässt sich eine solche Argumentation aufbauen, auch wenn dessen Reichweite beschränkt ist, da er nicht für alle Ersatzkassen in Deutschland gilt. Hier kann mit dem §2 Bundesmanteltarifvertrags der Ärzte argumentiert werden, der den Umfang und den Inhalt der vertragsärztlichen Versorgung regelt. Es zählen nicht nur die Diagnostik und Therapie zu den ärztlichen Leistungen, sondern auch die Früherkennung von Krankheiten, die Begleitung in der Schwangerschaft, etc.. Dennoch wird auch hier die „ärztliche Behandlung" nicht weiter konkretisiert. Festzustellen bleibt, dass beide Gesetze eine Grundlage für die Definition ärztlichen Handelns enthalten, diese aber nicht näher ausführen.

Zum Schluss soll Brenners (1992) Versuch erwähnt sein, das ärztliche Handeln über die Bundesärzteordnung zu beschreiben. Brenner stützt seine Thesen auf den §2 Abs. 5 BÄO in dem es heißt: „Ausübung des ärztlichen Berufs ist die Ausübung der Heilkunde unter der Berufsbezeichnung "Arzt" oder "Ärztin"". Weiter ist die „Ausübung der Heilkunde im Sinne der Bundesärzteordnung ... die auf ärztlich-wissenschaftliche Erkenntnis gerichtete und auf der Approbation als Arzt beruhende praktische, wissenschaftliche oder verwaltende Tätigkeit, die sich unmittelbar oder mittelbar auf die Verhütung, Früherkennung, Feststellung, Heilung oder Linderung menschlicher Krankheiten, Körperschäden oder Leiden bezieht, auch wenn sie im Dienste anderer ausgeübt wird" (Brenner, 1992, 306). Hieraus resultiert, dass Diagnostik und Therapie ausschließlich dem Arzt obliegen. Außerdem wird angeführt, dass der Arzt die Gesamtverantwortung für die Behandlung des Patienten innehat und ihm so eine Aufsichts- und Überwachungspflicht für die anderen Gesundheitsberufe zukommt (Brenner, 1992, 306).

Beide Argumentationsgrundlagen beziehen sich, nach Meinung des Verfassers, im Wesentlichen auf das SGB V, welches die gesetzliche Krankenversicherung behandelt und im Einzelnen, vor allem auf den §27 SGB V, der die Krankenbehandlung regelt. „Versicherte haben Anspruch auf Krankenbehandlung, wenn sie notwendig ist, um eine Krankheit zu erkennen, zu heilen, ihre Verschlimmerung zu verhüten oder Krankheitsbeschwerden zu lindern" (§27 Abs. 1 Satz 1 SGB V). Nachfolgend wird die ärztliche Behandlung genannt die im §28 SGB V näher definiert wird: „Die ärztliche Behandlung umfaßt die Tätigkeit des Arztes, die zur Verhütung, Früherkennung und Behandlung von Krankheiten nach den Regeln der ärztlichen Kunst ausreichend und zweckmäßig ist. Zur ärztlichen Behandlung gehört auch die Hilfeleistung anderer Personen, die von dem Arzt angeordnet und von ihm zu verantworten ist" (§28 Abs. 1 SGB V). Hieraus resultiert auch die Gesamtverantwortung des Arztes für die Behandlung des Patienten. Außerdem wird erwähnt, dass der Arzt ‚andere Personen' heranziehen kann und diesen Tätigkeiten anordnen darf. Es wird also die Grundlage für die ärztliche Delegation geliefert, auf die im Verlauf dieser Arbeit noch näher eingegangen wird. Das SGB als

Bundesgesetz hat die höchste Reichweite von allen dargestellten Gesetzen, beinhaltet dennoch keine Konkretisierung, welche Tätigkeiten ärztlich sind. Es werden lediglich die schon zuvor genannten Bereiche der Prävention, Diagnostik und Therapie herausgestellt.

„Abschließend ist festzuhalten, daß das ärztliche Berufsrecht keine unmittelbare Beschreibung des ausschließlich dem approbierten Mediziner vorbehaltenen Tätigkeitsfeldes bereithält" (Hahn, 1981a, 23). Es können lediglich Anhaltspunkte gefunden werden, die darauf schließen lassen, was den Beruf des Arztes ausmacht. „Der zersplitterten Rechtslage entsprechend sind die Aufgabenbereiche der Ärzte nicht einer Regelung zu entnehmen und auch nicht abschließend geregelt", fasst Weiß (2010, 45) treffend zusammen. Wenn also keine sichere Abgrenzung gefunden werden kann, so grenzt man den Beruf der Krankenpflege gegenüber dem des Arztes ab.

Der Versuch der Abgrenzung des Berufs der Pflege gegenüber dem des Arztes findet nicht nur auf rechtlicher Grundlage statt. Vor allem in Zeiten der Akademisierung der Pflege wird diese Diskussion emotional geführt. Das Bestreben der Pflege, einen Tätigkeitsbereich für sich abzugrenzen, hat vor allem in den letzten Jahren an Bedeutung zugenommen. Pflege will sich als eigenständige Profession definieren und nicht mehr als ‚Arztgehilfe' abgestempelt werden. So beschreiben Böhme & Hasseler (2006), dass Pflege momentan versucht möglichst keine medizinischen Aufgaben mehr wahrzunehmen und sich als „Kommunikations- und Handlungsberuf, der seine Heimat in den Sozialwissenschaften gefunden habe" (Böhme & Hasseler, 2006, 664) zu definieren. Diese Bemühungen scheinen weltweit einzigartig, denn es ist befremdlich, Pflege auf eine reine sozialwissenschaftliche Betätigung zu reduzieren. Es bleibt die Aufgabe der Pflegewissenschaft die vielen pflegerischen Berufe in den verschiedenen Fachgebieten zu analysieren und Kernbereiche abzustecken. Dabei ist darauf zu achten, berufsständige Politik außen vor zu lassen und sich darauf zu konzentrieren, was für die Gesundheitsversorgung des Patienten richtig ist (Böhme & Hasseler, 2006, 664-666). Da dies noch nicht geschehen ist, versucht der Verfasser, mit Hilfe von ähnlichen Kriterien wie beim ärztlichen Dienst, den Beruf der Gesundheits- und Krankenpflege zu charakterisieren und beschränkt sich dabei auf die notwendigen Informationen, die für einen Empfänger ärztlicher Delegation wichtig sind.

Möglichkeiten und Grenzen der Delegation ärztlicher Tätigkeiten in der Pflege, unter besonderer Berücksichtigung von Auszubildenden und Assistenzkräften.

In der Bundesrepublik Deutschland gab es bis 2003 keine Rechtsvorschriften, die pflegerische Tätigkeiten benennen. Eine klare Abgrenzung war nicht möglich. Anders ist dies im europäischen Ausland. Hier ist vor allem das Bundesgesetz über die Gesundheits- und Krankenpflege (GuKG) Österreichs zu nennen, welches klare pflegerische Aufgaben formuliert. Im §14 GuKG werden Tätigkeiten definiert, die von der Pflege eigenverantwortlich übernommen und ausgeführt werden. Der §4 KrPflG$_{1985}$ lautete noch: „Die Ausbildung für Krankenschwestern soll Kenntnisse, Fähigkeiten und Fertigkeiten zur verantwortlichen Mitwirkung bei der Verhütung, Erkennung und Heilung von Krankheiten vermitteln (Ausbildungsziel)". Hierüber konnte keine Legaldefinition der Pflege abgeleitet werden. „Als reines Berufszulassungsgesetz enthält das KrPflG *keine* direkten *Hinweise* über den Arbeitsgegenstand der Krankenschwester" (Hahn, 1981a, 31). Anders stellt sich dies im neuen Krankenpflegegesetz dar. Dort sind die Ausbildungsziele im §3 formuliert und enthalten Bereiche der Eigenverantwortlichkeit: „a) Erhebung und Feststellung des Pflegebedarfs, Planung, Organisation, Durchführung und Dokumentation der Pflege, b) Evaluation der Pflege, Sicherung und Entwicklung der Qualität der Pflege, c) Beratung, Anleitung und Unterstützung von zu pflegenden Menschen und ihrer Bezugspersonen in der individuellen Auseinandersetzung mit Gesundheit und Krankheit, d) Einleitung lebenserhaltender Sofortmaßnahmen bis zum Eintreffen der Ärztin oder des Arztes…".. Dies ist ein großer Fortschritt im Vergleich zum Krankenpflegegesetz von 1985. Aber nicht nur die eigenständigen Aufgaben werden in den Ausbildungszielen genannt, sondern auch die der Mitwirkung. Die Pflegekraft hat „die folgenden Aufgaben im Rahmen der Mitwirkung auszuführen: a) eigenständige Durchführung ärztlich veranlasster Maßnahmen, b) Maßnahmen der medizinischen Diagnostik, Therapie oder Rehabilitation, c) Maßnahmen in Krisen- und Katastrophensituationen, …" (§3 KrPflG). Vor allem der Punk a) soll herausgestellt werden, nämlich die eigenständige Durchführung ärztlich veranlasster Maßnahmen. Die Zusammenarbeit mit dem ärztlichen Dienst wird zwar genannt, aber nicht näher definiert. Anschaulich wird dies erst in der Anlage 1 der KrPflAPrV, in der die Inhalte des theoretischen und praktischen Unterrichts festgehalten sind. Für die Delegation maßgeblich ist der Punkt 8: „Die Schülerinnen und Schüler sind zu befähigen, - in Zusammenarbeit mit Ärztinnen und Ärzten sowie den Angehörigen anderer Gesundheitsberufe die für die jeweiligen medizinischen Maßnahmen erforderlichen Vor- und Nachbereitungen zu treffen und bei der Durchführung der Maßnahmen mitzuwirken, - Patientinnen und Patienten bei Maßnahmen der medizinischen Diagnostik und Therapie zu unterstützen, - ärztlich veranlasste Maßnahmen im Pflegekontext eigenständig durchzuführen und die dabei relevanten rechtlichen Aspekte zu berücksichtigen." Es zeigt sich, dass das KrPflG in Verbindung mit der KrPflAPrV konkrete Anhaltspunkte bietet, die Rückschlüsse darauf ziehen lassen, welche Aufgaben Pflege eigenständig und welche sie unterstützend ausführen kann und darf. Des Weiteren finden diese Ausbildungsziele auch in der Richtlinie für die Ausbildung in der Gesundheits- und Krankenpflege sowie in der Gesundheits- und Kinderkrankenpflege NRW ihre Umsetzung, welche in Lernbereiche mit verschiedenen Lerneinheiten aufgeteilt ist. Dort findet man den Lernbereich 1, der ‚Pflegerische Kernaufgaben' heißt. Die Teilbereiche „Aktivierend und/oder kompensierend pflegen", „Gespräche führen, beraten und anleiten" sowie „Menschen in besonderen Lebenssituationen oder mit spezifischen Belastungen betreuen" (Ministerium für Gesundheit, Soziales, Frauen und Familie des Landes Nordrhein-Westfalen [im Folgendem MfGSFF NRW], 2003, 16), bilden den eigenständigen Bereich der Pflege ab. Der Lernteilbereich „Bei der medizinischen Diagnostik und Therapie assistieren und in Notfällen handeln" (MfGSFF NRW, 2003, 16) spiegelt den Bereich der Assistenz wieder. So ist das neue Krankenpflegegesetz passend in eine Richtlinie für die Ausbildung umgesetzt worden. „Der originäre Aufgabenbereich des Pflegepersonals ist Alten- und Krankenpflege (Grund-, Behandlungs-, Funktions- und Sonderpflege). Er wird erweitert durch die Mitwirkung von Pflegepersonen bei ärztlichen Leistungen (assistierende Tätigkeiten) und durch interdisziplinäre Aufgabenstellung... Zur selbständigen und eigenverantwortlichen Ausübung der Heilkunde sind Pflegepersonen nicht berechtigt" (Sträßner, 2006, 247). Mit der Novellierung des Krankenpflegegesetzes werden somit auch in Deutschland Kernbereiche pflegerischer Tätigkeit definiert, „was erstmalig einer Manifestation eines arztfreien Raumes per Legaldefinition nahekommt" (Großkopf & Klein, 2012, 220). Dennoch enthält auch dieses KrPflG keine Vorbehaltsaufgaben für die Pflege und zudem, abgesehen vom §3 KrPflG, auch keine konkrete Aufgabenverteilung zwischen dem ärztlichen Dienst und den Pflegekräften. Weiterhin schützt das Krankenpflegegesetz lediglich die Berufsbezeichnung „Gesundheits- und Krankenpfleger" und ihr weibliches Pendant. Es werden den Trägern der Be-

11

Möglichkeiten und Grenzen der Delegation ärztlicher Tätigkeiten in der Pflege, unter besonderer Berücksichtigung von Auszubildenden und Assistenzkräften.

rufsbezeichnung aber keine originären Aufgaben zugewiesen. Somit besteht auch keine abschließende rechtliche Regelung (Großkopf & Klein, 2012, 219-220).

Aus der Rechtsprechung und der juristischen Fachliteratur heraus haben sich zur Aufgabendelegation grundsätzlich zwei Bereiche gebildet, die der Grundpflege und der Behandlungspflege (BGH, AZ: VI ZR 158/82, vom 10.01.1984). Schon Hahn (1981a, 31-32) definiert den Begriff der Grundpflege als „das Betten und Lagern des Patienten, die Körperpflege und die Prophylaxen, die einfache Mobilisation, die Verabreichung von Nahrung, die Beobachtung des Kranken sowie die Hilfeleistungen im Sinne der seelischen (physischen) Unterstützung und Ermutigung, wie das Schaffen einer Atmosphäre der Geborgenheit und das Vermitteln von Sicherheit …". Auch neuere Quellen, wie zum Beispiel Di Bella (2008), charakterisieren die Grundpflege als die Tätigkeiten, die die Pflegekraft, auf Basis ihrer Ausbildung, selbstständig ausführen kann und darf. Auf diesem Gebiet sind sie also keine Erfüllungsgehilfen des Arztes, sondern stehen „unter der Weisungs- und Überwachungsverantwortung der Pflegedienstleitung…" (Großkopf & Klein, 2012, 221). Genaugenommen hat sich ein arztfreier Raum gebildet, da Pflegekräfte für alle grundpflegerischen Maßnahmen (Tabelle 1) selber verantwortlich sind und die gewissenhafte und ordnungsgemäße Durchführung nicht der Sorgfaltspflicht des Arztes obliegt.

Möglichkeiten und Grenzen der Delegation ärztlicher Tätigkeiten in der Pflege, unter besonderer Berücksichtigung von Auszubildenden und Assistenzkräften.

Tabelle 1 *Grundpflegerische Verrichtungen nach §14 Abs. 4 Nr. 1-3 SGB XI (nach Di Bella, 2008, 21)*

Körperpflege	Ernährung	Mobilität
Waschen	Mundgerechte Zubereitung der Nahrung	Selbstständiges Aufstehen und Zu-Bett-Gehen
Duschen	Aufnahme der Nahrung	An- und Auskleiden
Baden		Gehen
Zahnpflege		Stehen
Kämmen		Treppensteigen
Rasieren		Verlassen und Wiederaufsuchen der Wohnung
Darm- und Blasenentleerung		

Im Bereich der Behandlungspflege ist die Pflegekraft dem Arzt unterstellt und führt alle Tätigkeiten auf seine Anordnung aus. Der Gemeinsame Bundesausschuss (2010, 3) definiert Behandlungspflege als „Maßnahmen der ärztlichen Behandlung, die dazu dienen, Krankheiten zu heilen, ihre Verschlimmerung zu verhüten oder Krankheitsbeschwerden zu lindern, und die üblicherweise an Pflegefachkräfte/Pflegekräfte delegiert werden können (Behandlungspflege)". Dieser Wortlaut ähnelt stark dem des §27 SGB V und sagt aus, dass Pflegekräfte ärztliche Tätigkeiten übernehmen dürfen.

Letztendlich bleibt festzustellen, dass dem Arzt alle Tätigkeiten im Rahmen der Prävention, Diagnostik und Therapie obliegen und er die Gesamtverantwortung für die Heilbehandlung des Patienten trägt. Weiterhin darf er Aufgaben an Pflegefachkräfte delegieren. Unter welchen Voraussetzungen dies zu geschehen hat wird im nächsten Gliederungspunkt erläutert. Fakt ist auch, dass Pflegekräfte ärztliche Aufgaben übernehmen dürfen und es dennoch einen arztfreien Kompetenzbereich gibt, nämlich den der Grund-

13

Möglichkeiten und Grenzen der Delegation ärztlicher Tätigkeiten in der Pflege, unter besonderer Berücksichtigung von Auszubildenden und Assistenzkräften.

pflege. Die Behandlungspflege bietet den Schnittpunkt zum ärztlichen Dienst, da dies Aufgaben sind, die vom ärztlichen Dienst an Pflegekräfte delegiert werden können.

2.2 Voraussetzungen für die Übernahme ärztlicher Tätigkeiten

Zunächst soll noch einmal auf die grundsätzliche Zulässigkeit der Delegation von ärztlichen Aufgaben eingegangen werden, welche ihre Legitimation im §28 Abs. 1 Satz 2 SGB V findet: „Zur ärztlichen Behandlung gehört auch die Hilfeleistung anderer Personen, die von dem Arzt angeordnet und von ihm zu verantworten sind." Die Notwendigkeit einer Weitergabe ärztlicher Tätigkeiten lässt sich mit der zunehmenden Spezialisierung und Technisierung der heutigen Medizin erklären. Der Arzt ist nicht mehr in der Lage, alle ihm obliegenden Pflichten in persona auszuführen. So ist es nötig, Handlungen auf speziell geschultes nicht-ärztliches Personal zu übertragen (Hahn, 1981a, 12-13; Hahn, 1981b, 1977; Weiß, 2010, 47-48).

In Deutschland existieren keine Gesetze, die eine Weitergabe ärztlicher Aufgaben auf nicht-ärztliches Personal regeln. Deshalb ist es nötig auf „Gerichtsentscheidungen mit wertsetzendem Charakter" (Großkopf & Klein, 2012, 222) und auf bereits bestehende Fachliteratur zurückzugreifen, die diese Gerichtsurteile analysiert und daraus Regeln für die Delegation ableitet. Hahn (1981b, 1977) stellte zu seiner Zeit fest, dass „weder aus rechtwissenschaftlicher noch aus medizinischer Sicht ... es bislang gelungen [war], brauchbare Grenzen zu definieren, in welchem Umfang derartige Tätigkeiten auf nicht-ärztliche Mitarbeiter delegiert werden dürfen". In dieser Hinsicht spielen viele Rechtsgebiete eine Rolle. Im Folgenden soll auch auf die Richtlinie des Gemeinsamen Bundesausschusses über die Festlegung ärztlicher Tätigkeiten zur Übertragung auf Berufsangehörige der Alten- und Krankenpflege zur selbständigen Ausübung von Heilkunde im Rahmen von Modellvorhaben nach §63 Abs. 3c SGB V [im Folgenden: Richtlinie nach §63 Abs. 3c SGB V] eingegangen sein. Dies steht in enger Verbindung zum Eckpunktepapier zur Vorbereitung des Entwurfs eines neuen Pflegegesetzes.

Sowohl die BÄK, als auch der DBfK schließen in ihren Stellungnahmen eine generelle Delegation aus (DBfK, 2010, 2; BÄK, 2012, 2). Die BÄK stellt fest, dass alle Delegationen im Einzelfall geprüft werden und individuell auf den Patienten bezogen sein müssen (BÄK, 2012, 2). Weiterhin besteht Einigkeit darüber, dass der ärztliche Mitarbeiter die Indikationsstellung sowie die Auswahl des geeigneten Personals, anhand formeller und materieller Qualifikation, durchzuführen hat (BÄK, 2012, 2; DBfK, 2010, 2-4). „Aus diesem Grund muss die Leistungsdelegation an nichtärztliche Mitarbeiter, deren Auswahl Anleitung, Koordination und Kommunikation, Durchführungs- und Endkontrolle sowie deren Dokumentation, vollständig in der Verantwortung des Arztes bleiben" (BÄK, 2012, 2). Auf alle genannten Punkte wird im weiteren Verlauf eingegangen.

In der Urteilsbegründung des ArbG Koblenz vom 24.08.1993 (AZ: 3 Ca 713/93) heißt es: „Die Delegation ärztlicher Tätigkeiten auf nicht ärztliches Personal ist rechtlich nur zulässig, wenn der Patient in diese Maßnahme einwilligt, die Art des Eingriffs das persönliche Handeln des Arztes nicht erfordert, der Arzt die Maßnahme anordnet, der ausführende nicht ärztliche Mitarbeiter zur Durchführung der Anordnung befähigt ist und er zur Ausführung der ärztlichen Tätigkeit bereit ist." Dieser Satz fasst die Sachlage solide zusammen und soll nun im Einzelnen beleuchtet werden. Grundsätzlich ist festzustellen, dass ärztliche Delegation nach dem Prinzip der vertikalen Arbeitsteilung erfolgt. Dies soll heißen, dass sie durch ein hierarchisches Prinzip gekennzeichnet ist. Die Aufgabenverteilung erfolgt in einer Rangfolge von Ärzten auf das nicht-ärztliche Fachpersonal, wobei der Arzt im Rahmen dieser die Anordnungsverantwortung und die ausführende Fachkraft die Durchführungsverantwortung trägt. Der Arzt hat sicherzustellen, dass seine Anordnung nicht missverstanden werden kann. Weiter hat er die Auswahl eines geeigneten Delegationsadressaten zu treffen und diesen dann in der Maßnahme anzuleiten und zu überwachen. Die Durchführungsverantwortung umfasst die richtige Umsetzung der übertragenden Maßnahmen nach dem aktuellen Stand der Wissenschaft. Zudem muss sich der Delegationsadressat sicher sein, dass er die Aufgabe ausführen kann (Weiß, 2010, 53-55). „Unbestritten geht jeder Durchführung einer behandlungspflegerischen Maßnahme eine Verordnung des behandelnden Arztes voraus. Allein schon um Kommunikationsfehler weitestmöglich auszuschließen, sollte diese in Schriftform erfolgen" (Di Bella, 2008, 34). Diese Pflicht zur Schriftlichkeit ergibt sich unter anderem auch aus §10 Abs. 1 MBO-Ä: „Ärztinnen und Ärzte haben über die in

Ausübung ihres Berufes gemachten Feststellungen und getroffenen Maßnahmen die erforderlichen Aufzeichnungen zu machen. Diese sind nicht nur Gedächtnisstützen für die Ärztin oder den Arzt, sie dienen auch dem Interesse der Patientin oder des Patienten an einer ordnungsgemäßen Dokumentation". Roßbruch (2003b) sagt aus, dass unter dem Punkt ,getroffene Maßnahmen' auch alle ärztlichen Anordnungen zu verstehen sind. Ohne eine solche Anordnung ist, sowohl aus haftungsrechtlicher, als auch aus beweisrechtlicher Sicht, von einer Durchführung der Maßnahme durch nicht-ärztliches Fachpersonal abzuraten. In jedem Fall müssen alle delegierten Maßnahmen detailliert angeordnet sein. Daraus muss sich ableiten lassen welche Maßnahme bei welchem Patienten, wie und wann durchgeführt werden soll. Auch ist eine Übermittlung per Fax oder E-Mail zulässig, wenn der Versender bekannt und eine ordnungsgemäße Dokumentation gewährleistet ist (Roßbruch, 2003b, 144). Somit besteht unter den genannten Voraussetzungen eine gültige Anordnung, die Fachpersonal zur Übernahme einer ärztlichen Tätigkeit berechtigt. Der Arzt hat im Vorfeld zu prüfen ob die ausgewählte Maßnahme delegierbar ist. „Mithin ist für die Delegation einer Aufgabe maßgeblich, dass der anordnende Arzt für seine Patienten kein Gefährdungspotential erkennt" (Großkopf & Klein, 2012, 221). Die delegierte Maßnahme darf ein persönliches Handeln des Arztes nicht notwendig machen. Wie auch die BÄK & KBV (2008, 2174) konstatieren, sind dies „solche Leistungen oder Teilleistungen, die der Arzt wegen ihrer Schwierigkeit, ihrer Gefährlichkeit für den Patienten oder wegen der Unvorhersehbarkeit etwaiger Reaktionen unter Einsatz seiner spezifischen Fachkenntnis und Erfahrung höchstpersönlich erbringen muss". Solche Maßnahmen sind beispielsweise die Durchführung invasiver Maßnahmen, hier sind speziell alle operativen Leistungen sowie die Durchführung einer Anästhesie zu nennen. Des Weiteren spielt es eine Rolle, ob die Maßnahme komplikationsbehaftet ist. So können bei einigen Medikamenten Nebenwirkungen auftreten, die nur durch einen Arzt beherrschbar sind (Schneider, 2003, 124-125). „Die im medizinischem wie im quasi-medizinischem Bereich herrschende Gefahrengeneigtheit rechtfertigt es daher nicht, jeden Handgriff ausschließlich dem approbierten Mediziner zuzuweisen … Die abstrakte Möglichkeit des Schadenseintritts reicht also nicht aus, um gerade mit diesem Argument die Delegierungsfähigkeit von Verrichtungen zu verneinen" (Hahn, 1981b, 1981). Es muss sich also um eine objektiv gesehene Gefährdung für den Patienten handeln, die mit einer relativ hohen Wahrscheinlichkeit eintreten kann.

Die Entscheidung ob eine Maßnahme das ärztliche Handeln erfordert obliegt dem Arzt (BÄK & KBV, 2008, 2173-2177).

Zunächst muss jedoch der Patient in die Maßnahme einwilligen, da sonst viele ärztliche und pflegerische Maßnahmen unter dem Gesichtspunkt der Strafrechtlichkeit zu sehen sind. Jeder Eingriff in die körperliche Unversehrtheit eines Menschen erfüllt den Straftatbestand der Körperverletzung nach §223 StGB. Zudem verstößt dies gegen Artikel 2 Abs. 2 GG, der das Recht auf körperliche Unversehrtheit beinhaltet. Aber nicht nur der §223 StGB kann Anwendung finden. Je nach Schwere und Ergebnis der Behandlung können noch §§224-227 StGB herangezogen werden, welche die gefährliche Körperverletzung, schwere Körperverletzung und die Körperverletzung mit Todesfolge sowie die Misshandlung Schutzbefohlener behandeln. Die Einwilligung des Patienten muss daher rechtlich zulässig sein, das heißt, dass dieser vor der Maßnahme einwilligt und diese Einwilligung während der Tat noch besteht. Jeder Patient hat das Recht, seine Zustimmung jederzeit zurückzuziehen. Von hoher Wichtigkeit ist dementsprechend auch, dass der Patient einwilligungsfähig ist. Er muss im Vollbesitz seiner geistigen Fähigkeiten sein und die Tragweite der Maßnahme verstehen, um diese sachgerecht zu beurteilen. „Auf die Geschäftsfähigkeit des Zustimmenden im Sinne des Bürgerlichen Gesetzbuches kommt es nicht an. Entscheidend ist, ob die Einwilligungsfähigkeit des Patienten gegeben ist." (Roßbruch, 2003b, 142). So ist auch ein minderjähriger Patient entscheidungsfähig, wenn er über die nötige geistige Reife verfügt. Die Einwilligung bedarf nicht der Schriftform, sie kann auch mündlich oder durch konkludentes Handeln erteilt werden. Weiterhin darf der Patient bei der Einwilligung nicht an Wissensmängeln leiden. So muss ihr eine Aufklärung des ärztlichen Dienstes vorausgehen, im Rahmen derer alle Eventualitäten besprochen werden (Roßbruch, 2003b, 142). „Die Einwilligung selbst bezieht sich auf den ärztlichen Eingriff; soweit ärztliche Aufgaben auf das Personal delegiert sind, erstreckt sich die Einwilligung im Zweifel auch darauf." (Böhme, 1998, 119). Es muss keinen separaten Hinweis geben, dass nicht der Arzt selbst die Maßnahme durchführt.

Der Arzt hat ebenfalls die Auswahl des für diese Tätigkeit geeigneten Personals vorzunehmen. Lässt er bei der Auswahl des nicht-ärztlichen Mitarbeiters nicht die geforderte Sorgfalt walten, so ist er nach §831 Abs. 1 Satz 1 BGB vollumfänglich für das Tun des

Möglichkeiten und Grenzen der Delegation ärztlicher Tätigkeiten in der Pflege, unter besonderer Berücksichtigung von Auszubildenden und Assistenzkräften.

Verrichtungsgehilfen haftbar. Bei der ordnungsgemäßen Auswahl spielt die formelle Qualifikation des Delegationsadressaten eine Rolle. Verfügt er über einen Berufsabschluss, der ihn zur Durchführung dieser Tätigkeit befähigt ist eine Anforderung erfüllt. „Als Qualifikationsnachweis reicht die Erlaubnis zur Führung der Berufsbezeichnung allein nicht aus…" (Schneider, 2003, 125). Roßbruch (2003b, 145), Hahn (1981a, 61), Klie (2009, 109) und BÄK & KBV (2008, 2175) schließen sich der Meinung an, dass eine alleinige formelle Qualifikation für die Übernahme ärztlicher Leistungen nicht ausreicht. Hinzukommen muss eine materielle Qualifikation. „Diese materielle Qualifikation wird durch die Fähigkeiten, Kenntnisse und Erfahrungen einer Pflegekraft geprägt" (Großkopf & Klein, 2012, 228). Dies sind jene Fähigkeiten, über die die Pflegekraft momentan verfügt. Der delegierende Arzt hat sich persönlich von den Fähigkeiten des Delegationsadressaten zu überzeugen, andernfalls kann ihm dies als Behandlungsfehler ausgelegt werden, für den er voll haften muss (Klie, 2009, 109). Kurz sei hier auf sogenannte Befähigungsnachweise, wie den Spritzenschein, eingegangen. Diese Nachweise haben keinen formellen Charakter und sind so zur materiellen Qualifikation zu rechnen. Sie dienen lediglich dem Träger als qualitätssichernde Maßnahme. Sträßner (2006, 254) prägt den Begriff der „hausinternen formellen Qualifikation". „Innerbetriebliche Befähigungsnachweise sind daher aus haftungsrechtlichen und organisatorischen Gesichtspunkten nützlich, da über sie der Nachweis personeller Qualitätssicherung und -kontrolle im Sinne eines Entlastungsbeweises gem. §831 BGB geführt werden kann" (Sträßner, 2006, 254). Dem widerspricht Roßbruch (2003b, 145) deutlich: „Eine so genannte Spritzenprüfung gibt es nicht und folglich auch nicht die Möglichkeit einen Spritzenschein als persönlichen Befähigungsnachweis zu handhaben. Anders lautende Meinungen sind unzutreffend und forensisch nicht belegbar". Der Verfasser ist der Meinung, dass ein Befähigungsnachweis, wie Sträßner ihn beschreibt, als hausinterne formelle Qualifikation angesehen werden kann. Dieser kann dem Arzt bei der Auswahl des Personals eine Hilfe sein, um zu beurteilen, ob die betreffende Pflegekraft zum Ausführen der Maßnahme geeignet ist. Die Aktualität des Scheins spielt ebenfalls eine Rolle. Deshalb ist es ratsam regelmäßige Kontrollen dieses Befähigungsnachweises durchzuführen. Er befreit jedoch weder die Pflegekraft noch den Arzt von haftungsrechtlichen Konsequenzen. Ähnlich sieht es Schell (n.d.): „Mit einer schriftlichen Bestätigung der Qualifikation kann zwar die Auswahlpflicht des zuständigen Arztes verobjektiviert

[sic.] werden, sie entbindet aber den Arzt im Einzelfall nicht von der Pflicht zur Überprüfung der Eignung der Pflegeperson!". Nach Höfert (2011, 4-7) sind diese Nachweise
nur relevant, wenn es sich dabei um Einzelnachweise und nicht um Pauschalbescheini-
gungen handelt. Festzustellen ist also, dass es unterschiedliche Auffassungen über Befähigungsnachweise in der Fachliteratur gibt und sie lediglich hausintern gelten. Sie
entbinden den Arzt nicht von der ihm vorbehaltenen Selektionspflicht. Zusammenfassend kann angemerkt werden, dass „die Pflegefachperson ... somit die am pflegerischen
bzw. medizinischen Standard orientierten erforderlichen Kenntnisse, Fähigkeiten und
Fertigkeiten für die durchzuführende Maßnahme besitzen [muss] ... Dabei ist nicht nur
der Ausbildungsabschluss von Bedeutung, sondern auch das tatsächliche Wissen und
Können der Pflegefachperson" (Roßbruch 2003b, 145). Wichtig ist, dass der Delegationsadressat nicht nur die erforderliche Maßnahme technisch beherrscht, sondern darüber hinaus auch Nebenwirkungen und Komplikationen erkennen und dementsprechend
handeln kann (Brenner, 1992, 324-325).

Nicht nur das Vorliegen der nötigen Qualifikation ist Voraussetzung für die Durchführbarkeit einer Delegation. Der Delegationsadressat muss sich auch zur Ausführung der
Maßnahme in der Lage sehen. Ist dies nicht der Fall, besteht die Pflicht zur Remonstra-
tion. Die Pflegekraft hat dann dem Arzt anzuzeigen, dass sie sich zur Durchführung der
Maßnahme nicht in der Lage sieht. Führt sie die Maßnahme ohne diese Anzeige aus, so
haftet sie im Rahmen des Übernahmeverschuldens vollumfänglich für die verursachten
Fehler (Bergmann, 2010, 31; Schneider, 2003, 126). Des Weiteren bezieht sich diese
Pflicht auch auf andere Kontextvariablen wie Überlastung, Erkrankung, Müdigkeit, etc..
Darüber hinaus macht sich eine Pflegekraft strafbar, wenn sie eine Maßnahme durchführt, obwohl sie erkannt hat, dass die gegebene Anordnung fehlerhaft oder sogar falsch
ist. Sie darf also Anordnungen nicht bedingungslos folgen, sondern muss sie auf der
Basis ihres eigenen Fachwissens prüfen. Sollten Fehler zu Tage treten, so ist der anordnende Arzt unverzüglich darauf hinzuweisen, da sie sich nicht auf die fehlerhafte Anordnung berufen kann (Großkopf & Klein, 2012, 214). „Der Angewiesene darf grundsätzlich darauf vertrauen, dass die Anweisung sach- und fachgerecht ist; er darf allerdings kein >>blindes<< Vertrauen haben. Sollten Anhaltspunkte vorliegen, die erken-

Möglichkeiten und Grenzen der Delegation ärztlicher Tätigkeiten in der Pflege, unter besonderer Berücksichtigung von Auszubildenden und Assistenzkräften.

nen lassen, dass die Anweisung falsch ist, darf der Angewiesene sie nicht befolgen" (Großkopf & Klein, 2012, 216).

Die Sorgfaltspflichten des Arztes enden hier noch nicht. Dieser hat über die gesamte Maßnahme hinweg die sogenannte Überwachungs- und Kontrollpflicht inne. Die Überwachungspflicht erstreckt sich über den Zeitraum, in der die delegierte Maßnahme von der entsprechenden Fachkraft umgesetzt wird. Damit ist jedoch nicht gemeint, dass der Arzt neben dem Ausführenden zu stehen hat. Dies würde eine Delegation ad absurdum führen. „Während dieser Zeit beschränkt sich die Aufsicht des Arztes bei ordnungsgemäß vorangegangener Auswahl und Belehrung des nichtärztlichen Mitarbeiters auf die *Vermutung der einwandfreien Gehilfenverrichtung.*" (Hahn, 1981a, 63). Hier kann der Vertrauensgrundsatz über die ordnungsgemäß ausgeführte Tätigkeit gelten, solange dem keine Umstände entgegenwirken, die eine genauere Überwachung erforderlich gemacht hätten. Der Arzt sollte jedoch stichprobenmäßig die Verrichtungen seiner Erfüllungsgehilfen überwachen (Hahn, 1981a, 63-64; Hahn, 1981b, 1984). Die Kontrollpflicht schließt sich an die Beendigung der Maßnahme an. Dies ist die sogenannte Endkontrolle, bei der zum Beispiel die Wirkung des zu verabreichenden Medikaments kontrolliert wird. „Im übrigen hat eine solche Schlußkontrolle zusätzliche Überwachungsqualität und sichert dem Arzt Erkenntnisse über den Qualitätsstand seines nichtärztlichen Helfers" (Hahn, 1981b, 1984). Darüber hinaus ist festzuhalten, dass, je höher die Qualifikation des nichtärztlichen Mitarbeiters ist, die Überwachungs- und Kontrollpflicht schwächer wird. Im Umkehrschluss heißt dies: „Je geringer die Qualifikation der beauftragten Person, um so höher die Anforderungen an die **Kontroll- und Überwachungspflichten** des Arztes" (Schneider, 2003, 125).

„Zusammenfassend ist daher festzuhalten, dass die Delegation ärztlicher Tätigkeit im Normalfall prinzipiell zulässig ist, sofern das medizinische Assistenzpersonal die erforderlichen besonderen Kenntnisse und Erfahrungen sowie charakterliche Zuverlässigkeit besitzt und der Eingriff wegen seiner Gefährlichkeit nicht das persönliche Handeln des Arztes erfordert" (Sträßner, 2006, 25). Dies folgt der sogenannten Vollzugstheorie, wonach eine relative Einfachheit, eine relative Gefährdungsferne und eine absolute Überwachbarkeit vorliegen müssen, um eine Aufgabe als delegationsfähig zu deklarieren

Möglichkeiten und Grenzen der Delegation ärztlicher Tätigkeiten in der Pflege, unter besonderer Berücksichtigung von Auszubildenden und Assistenzkräften.

(Böhme, 1998, 117). Die Einteilung der einzelnen Maßnahmen wird im folgenden Gliederungspunkt vorgenommen.

Vor allen Dingen die Unsicherheiten der Befähigungsnachweise erfordern betriebliche
Regelungen. In diesem Falle entscheidet nach §315 BGB und §106 Gewerbeordnung
auch der Krankenhausträger, ob ärztliche Leistungen delegiert werden können und dürfen. Ihm obliegt als Arbeitgeber das Direktionsrecht über die Leistungsbestimmung,
begrenzt durch die berufsrechtlichen und grundrechtlichen Vorschriften sowie durch
Regelungen des geschlossenen Arbeitsvertrags. Hier kann der Dienstherr sogenannte
‚Verbote mit Erlaubnisvorbehalt‘ in Dienstanweisungen regeln, um so sicherzustellen,
dass nur bestimmte Personengruppen ärztliche Tätigkeiten ausführen dürfen (Roßbruch,
2003b, 139-140; Sträßner, 2006, 251) (Entwurf einer solchen Dienstanweisung befindet
sich im Anhang). Festzuhalten bleibt ebenfalls, dass, wenn Anweisungen dienstlicher
Art gegeben werden, der Anweisende zuständig sein muss. Es ist also geboten durch
den Dienstherren Dienstanweisungen zu verfassen, in denen festgehalten ist, wer wem
innerhalb des Betriebs weisungsbefugt ist. Zudem darf eine Arbeitsanweisung für den
Weisungsnehmer nicht unmöglich sein. Sollte also eine Pflegekraft von einem Arzt zu
einer Tätigkeit aufgefordert werden, die ihr Ausbildungsniveau übersteigt, so ist dies
unzulässig. Als letzten Punkt dürfen Weisungen nicht gegen Gesetze verstoßen. Hier
würde die Weigerungspflicht des Personals greifen, so auch §8 Abs. 2 Satz 3 BAT:
„Der Angestellte hat Anordnungen, deren Ausführung – ihm erkennbar – den Strafge-
setzen zuwiderlaufen würden, nicht zu befolgen". Der BAT gilt für Arbeitnehmer im
öffentlichen Dienst (Böhme, 1998, 117-118).

Die haftungsrechtliche Sicht auf die Delegation fokussiert in dieser Arbeit ausführende
Pflegefachkräfte. Zwischen ihnen und dem Patienten besteht kein Vertragsverhältnis,
weil dieser mit dem Krankenhausträger geschlossen wird. Es kommt hier nur eine delik-
tische Haftung nach §823 BGB in Frage, wonach die Pflegefachkraft „vorsätzlich oder
fahrlässig das Leben, den Körper, die Gesundheit, die Freiheit, das Eigentum oder ein
sonstiges Recht eines anderen widerrechtlich verletzt ...". Zudem muss das Handeln der
Pflegeperson kausal für den entstandenen Schaden sein und ein schuldhaftes Verhalten
muss vorliegen. Schuldhaft bedeutet hier, dass die Pflegefachkraft entgegen des allge-
meingültigen Stands der Wissenschaft handelt. Sind diese Voraussetzungen erfüllt, so

haftet derjenige und muss für alle materiellen Verluste einen Ausgleich leisten, der zumeist auf Geld gerichtet ist. Zum Schutz von Arbeitnehmern wurde der sogenannte innerbetriebliche Schadensausgleich eingeführt, da der Arbeitnehmer sich sonst einem unverhältnismäßigen Haftungsrisiko ausgesetzt sieht. Fehler, insbesondere solche durch menschliches Versagen, kommen immer wieder vor. „Selbst dem sorgfältigsten Arbeitnehmer unterlaufen hin und wieder Fehler" (Roßbruch, 2003a, 100) (auch BAG vom 25.09.1957, AZ GS 4/56, GS 5/56). Hieraus resultierte eine Arbeitnehmerhaftungsbegrenzung. Wenn eine Pflegefachkraft innerhalb ihrer Tätigkeit für den Arbeitgeber ein Verschulden nach §823 BGB nachgewiesen werden kann, haftet sie nach dem Grad ihres Verschuldens im Rahmen eines Schadenausgleichs mit dem Arbeitgeber. Das heißt, dass der Schaden zwischen Arbeitgeber und Arbeitnehmer, je nach Ausmaß der Verletzung, aufgeteilt wird und sich wie folgt staffelt: Voll haftbar ist die ausführende Person nur dann, wenn sie vorsätzlich gehandelt und einen Schaden gewollt herbeigeführt hat. Bei grober Fahrlässigkeit, das heißt man rechnet mit dem Schadenseintritt, nimmt es aber hin, haftet derjenige ebenfalls vollumfänglich, es sei denn es lagen gefahrengeneigte Momente vor, wie Unterbesetzung auf der Station oder angeordnete Arbeitszeitüberschreitung. Hier kann sich die Schadenersatzpflicht heruntersetzen. Bei mittlerer Fahrlässigkeit, die Pflichtverletzung hätte nicht passieren dürfen, wird der Schadenersatzanspruch quotenmäßig aufgeteilt. Hierbei geschieht die Aufteilung nach §254 BGB und muss, je nach Einzelfall, abgewogen werden. Die Höhe des Arbeitsentgeltes, das Vorliegen einer Versicherung und die Gefahrengeneigtheit der Tätigkeit müssen ebenfalls berücksichtigt werden. Handelt der Arbeitnehmer mit leichter Fahrlässigkeit, Fehler die passieren können, so haftet der Arbeitgeber vollumfänglich im Rahmen eines Freistellungsanspruchs gegen ihn. Übersteigt der Schadenersatz eine Summe, die den Arbeitnehmer in seiner Existenz bedrohen würde, so kommt es auch bei grober Fahrlässigkeit zu einer Schadenteilung (Roßbruch, 2003a, 98-102). Die Haftungsfreistellung des Arbeitnehmers entfällt dementgegen, wenn dieser sich im Schutzbereich einer Berufshaftpflichtversicherung befindet. „Wenn allerdings die Versicherung keine oder keine ausreichende Leistung erbringt, lebt die Haftungsfreistellung zu Gunsten des Arbeitnehmers wieder auf" (Roßbruch, 2003b, 148).

22

Möglichkeiten und Grenzen der Delegation ärztlicher Tätigkeiten in der Pflege, unter besonderer Berücksichtigung von Auszubildenden und Assistenzkräften.

Nun soll die Richtlinie des Gemeinsamen Bundesausschusses, wie bereits erwähnt, kurz
ausgeführt werden. Es handelt sich bei dieser Richtlinie um die Möglichkeit, dass Krankenpflegekräfte mit einer weiterführenden Ausbildung Heilkunde teilweise selbst ausführen dürfen, also dass diese vom Arzt substituiert wird. Bezugspunkt ist der §4 Abs. 7
KrPflG, der besagt, dass Auszubildende in diesen Modellvorhaben noch weitere Aus-
bildungsinhalte vermittelt bekommen müssen, um Heilkunde selbstständig ausführen zu
dürfen. Darüber hinaus ist von der Schule ein Curriculum anzulegen, welches vom
Bundesministerium für Gesundheit im Einvernehmen mit dem Bundesministerium für
Familie, Senioren, Frauen und Jugend genehmigt werden muss. Auf jeden Fall beinhaltet dies eine Verlängerung der Ausbildung. Zudem kann diese Ausbildung auch an
Hochschulen gelehrt werden. Die selbstständige Ausübung von bestimmten heilkundlichen Tätigkeiten (Auflistung der einzelnen Tätigkeiten siehe Teil B der Richtlinie nach
§63 Abs. 3c SGB V) bedingt auch eine weitergehende Übernahme von Verantwortung.
Eine Verantwortung des Arztes für die ausgeführten Tätigkeiten besteht nicht. Die An-
ordnungs- und Durchführungsverantwortung liegt bei der Pflegekraft, die diese Tätigkeiten nur auf Basis einer ärztlich gestellten Diagnose und Indikationsstellung ausführen darf. Die Befugnis der Pflegekräfte wird durch Entscheidungen des Arztes begrenzt
(§3 Richtlinie nach §63 Abs. 3c SGB V). Es gilt anzumerken, dass diese Richtlinie lediglich Modellvorhaben beinhaltet. Ob und inwiefern diese umgesetzt werden hängt
maßgeblich von den gesetzlichen Krankenkassen und den Leistungserbringern ab, die
jetzt die Möglichkeit haben entsprechende Verträge, auch abrechnungstechnisch, zu
schließen (Behrens & Selinger, 2012, 45). „Mit der Richtlinie werden Maximalrahmen
an übertragbaren Tätigkeiten beschrieben. Modellvorhaben können nicht darüber hin
ausgehen. Dies dürfte ernüchternd wirken, weil es sich bei einer ganzen Reihe der aufgeführten Tätigkeiten um „Aufgabensegmente" handelt, die faktisch … bereits von
Pflegepersonen übernommen werden" (Behrens & Selinger, 2012, 46). Hinzu kommt
noch, dass es erstaunt, welche Maßnahmen ärztlich sein sollen. So gehört die Vorbereitung, Durchführung und Kontrolle von Inhalationstherapien schon längst, aufgrund des
pflegerischen Sachverstandes, zum Aufgabenbereich der Pflege (Behrens & Selinger,
2012, 46). Auch Möller (2012, 384) merkt an: „Wesentliche Anteile der in der Richtlinie des G-BA geregelten heilkundlichen Tätigkeiten stellen bereits heute pflegefachli-
che Tätigkeiten dar.". Ob es auf Basis dieser Richtlinie zu einer neuen Aufgabenvertei-

23

Möglichkeiten und Grenzen der Delegation ärztlicher Tätigkeiten in der Pflege, unter besonderer Berücksichtigung von Auszubildenden und Assistenzkräften.

lung im Gesundheitswesen kommt bleibt abzuwarten. Dennoch kann die Profession Pflege sich hier als eigenständiger Leistungserbringer im Rahmen des SGB V definieren. Das kann vorteilhaft für die weitere Professionalisierung der Pflege genutzt werden (Möller, 2012, 385). In Bezug auf die Delegation ärztlicher Leistungen kann man feststellen, dass alle in der Richtlinie aufgeführten Tätigkeiten, die substituierbar sind, auch gleichzeitig an Pflegende ohne Zusatzausbildung zumindest delegierbar sind.

2.3 Delegationsfähige Tätigkeiten und ihre Einteilung

Verschiedene Autoren teilen Delegationsaufgaben in drei verschiedene Tätigkeitsgruppen ein. Zum einen gibt es allgemein delegationsfähige Tätigkeiten, welche Maßnahmen enthalten, die immer delegiert werden dürfen, ohne dass es einer Übertragung ad personam erfordert. Diese allgemeine Übertragbarkeit der Aufgaben resultiert aus der Ausbildungs- und Prüfungsverordnung für die Gesundheits- und Krankenpflege (vgl. Gliederungspunkt 2.1.). Maßnahmen, die zu dieser Gruppe gehören, sind zum Beispiel der Wechsel sehr einfacher Verbände, einfache Messverfahren oder der Wechsel eines Dauerkatheters. Die Durchführung dieser Maßnahmen kann dennoch von Pflegefachpersonen abgelehnt werden, wenn es zum Beispiel der Gesundheitszustand des Patienten nicht zulässt oder es sich um neue Maßnahmen oder Medikamente handelt. Dennoch muss der Arzt bei Bedarf zur Verfügung stehen, sollte es zu unvorhergesehenen Komplikationen kommen. Die sich anschließende Tätigkeitsgruppe sind die grundsätzlich nicht oder nur im Einzelfall delegationsfähigen Maßnahmen. Hierbei hat der Arzt im Einzelfall abzuwägen, ob er diese Maßnahme delegieren kann. Die Maßnahme darf, wie bereits im Gliederungspunkt 2.2 beschrieben, das persönliche Tätigwerden des Arztes nicht erfordern, muss relativ einfach sein und es muss eine relative Gefährdungsferne vorliegen. Anzuführen sind Tätigkeiten wie die venöse Blutentnahme, Injektionen, Infusionen, etc.. Die dritte Tätigkeitsgruppe umfasst die nicht delegationsfähigen Aufgaben. Hierzu zählen alle operativen Eingriffe, ärztliche Diagnostik und Beratungen, die Entscheidung über therapeutische Maßnahmen und das Anlegen und der Wechsel von Transfusionsgütern (Tönnies, 2000, 290-292; Weiß, 2010, 49-50; Roßbruch, 2003b, 141-146). Mit der Zeit kann es zu Verschiebungen innerhalb dieser Tätigkeitsgruppen kommen. Mit fortschreitender Professionalisierung der nichtärztlichen Fachberufe kön-

Möglichkeiten und Grenzen der Delegation ärztlicher Tätigkeiten in der Pflege, unter besonderer Berücksichtigung von Auszubildenden und Assistenzkräften.

nen diese immer mehr Tätigkeiten übernehmen. Denn was vor 20 Jahren noch undenk-
bar schien, gehört heute schon zu den ‚normalen' Arbeitsaufgaben einer Fachpflege-
kraft. Diese Einteilung unterliegt also einem ständigen Wandel.

3. Auszubildende im Vergleich mit Assistenzkräften

3.1 Delegation ärztlicher Tätigkeiten an Auszubildende

„Welche ärztlichen Aufgaben dürfen aber auf die Schülerinnen und Schüler in der Krankenpflege übertragen werden? Diese Frage ist weder gesetzlich geregelt noch hat sich bisher eine gefestigte Rechtsprechung gebildet" (Weber, 2000, 90). Dieser Umstand soll hier näher beleuchtet werden. Auszubildende in der Gesundheits- und Krankenpflege sind keine Arbeitnehmer, sondern dürfen ‚nur' Tätigkeiten übernehmen, die dem Ausbildungszweck, also der Erreichung der Ausbildungsziele, dienen (§10 Abs. 2 KrPflG in Verbindung mit §3 KrPflG). Die Ausbildungsziele nach KrPflG sind in Bezug auf die Übernahme ärztlicher Tätigkeiten, dass Auszubildende dazu befähigt werden sollen, ärztlich veranlasste Maßnahmen selbstständig durchzuführen. Bei Maßnahmen der medizinischen Diagnostik, Therapie oder Rehabilitation und in Krisen- und Katastrophensituationen sollen sie zu einer Mitwirkung befähigt werden (§3 KrPflG). Diese Fokussierung auf das ausschließliche Erreichen des Ausbildungsziels findet sich auch in §2 Abs. 1 KrPflAPrV wieder. In der Anlage 1 zu §1 Abs. 1 KrPflAPrV werden die Inhalte des theoretischen und auch praktischen Unterrichts konkretisiert. Hier wird nochmals in Punkt acht und neun bekräftigt, dass Schüler ärztlich veranlasste Maßnahmen selbstständig ausführen können sollen. Dies findet sich im Lernbereich I und dort im Teilbereich „Bei der medizinischen Diagnostik und Therapie assistieren und in Notfällen handeln" (MfGSFF NRW, 2003, 16) der Ausbildungsrichtlinie für die Gesundheits- und Krankenpflege für das Land NRW bestätigt (vgl. Gliederungspunkt 2.1). Die Arbeitsgemeinschaft Deutscher Schwesternverbände und der Deutsche Berufsverband für Pflegeberufe haben im April 1989 eine Stellungnahme zur Vornahme von Injektionen, Infusionen, Transfusionen und Blutentnahmen durch das Krankenpflegepersonal herausgebracht (abgedruckt bei: Schneider, 2003, 412-415). Darin wird auch die Situation der Auszubildenden beschrieben: „Innerhalb der dreijährigen Ausbildung zur Krankenschwester müssen theoretische Kenntnisse über Vorbereitung, Durchführung und Überwachung von Injektionen, Infusionen, Transfusionen und Blutentnahmen vermittelt werden. Im Rahmen der praktischen Ausbildung können Krankenpflegeschülerinnen/-schüler und Kinderkrankenpflegeschülerinnen/-schüler unter unmittelbarer Aufsicht und Anleitung eines Arztes bzw. einer dazu ausdrücklich befugten Krankenschwester subkutane und intramuskuläre Injektionen sowie Blutentnahmen vornehmen. Die Durchführungsverantwortung trägt die anleitende Person." Eine neuere Stellungnahme der Berufsverbände zu diesem Thema gibt es nicht. Es besteht also dringend Nachholbedarf, da sich die Situation in der Pflege, nicht nur durch das neue Krankenpflegegesetz, geändert hat. Doch auch wenn die Stellungnahmen einen entschiedenen Tonfall aufweisen, so sind dies doch lediglich Richtlinien ohne einen rechtsverbindlichen Charakter (Weber, 2000, 92). Fakt ist dennoch, dass den Auszubildenden in der Krankenpflege vor Abschluss ihrer Ausbildung die formelle Qualifikation zur alleinigen Übernahme ärztlicher Tätigkeiten fehlt und sie somit diese nur unter direkter Aufsicht durchführen dürfen. Es gelten nämlich dieselben Bestimmungen, wie auch für examinierte Krankenpflegekräfte. Das heißt, dass der Arzt, sofern er eine Aufgabe delegiert, zunächst die Qualifikation der betreffenden Person prüfen wird. Krankenpflegeschüler besitzen aber (noch) keine formelle Qualifikation, da sie diese erst mit dem Berufsabschluss erlangen. Folglich kommt generell keine selbstständige Übernahme ärztlicher Tätigkeiten in Betracht. Auch Hahn (1981a) spricht von einer Heraufstufung der Sicherheitskautelen des Arztes, wenn es zu einer Übernahme durch Auszubildende kommen sollte. „In diesem Fall ist zum Schutze des Patienten und zur Einhaltung der erforderlichen Sorgfalt seitens des Arztes ein unmittelbares Danebenstehen während der Ausführung von Nöten" (Hahn, 1981a, 68). Bei weniger gefährlichen Tätigkeiten reicht eine „langjährig erfahrene Unterrichtsschwester" (Hahn, 1981a, 68) für die Beaufsichtigung aus. Zudem muss der Patient zuvor sein ausdrückliches Einverständnis gegeben haben, dass ein Auszubildender die ärztliche Maßnahme unter direkter Aufsicht ausführt. Nach den Ansichten von Weber (2000) ist auch eine gelockerte Aufsicht möglich, wenn der Schüler zuvor seine Kenntnisse durch mehrmaliges Wiederholen bewiesen hat. Brenner (1992, 325) und Großkopf & Klein (2012, 231) zitieren jeweils eine Entscheidung des OLG Köln vom 22.01.1987 (AZ: 7 U 193/86), wonach nicht ausreichend qualifizierten Personen (im konkreten Fall ein kurz vor der Prüfung stehender Medizinstudent) die Durchführung einer intramuskulären Injektion generell nicht gestattet ist (auf die Problematik der Injektionen wird im Gliederungspunkt 4.1 noch näher eingegangen). Es bleibt also festzuhalten, dass Schüler ärztliche Maßnahmen nur unter Aufsicht und zum Zweck der Ausbildung vornehmen dürfen. Die jeweilig durchzuführende

Technik muss dabei vom Schüler theoretisch beherrscht werden. Sowohl die Wirkung, als auch die Nebenwirkungen und Komplikationen, zum Beispiel von Medikamenten, müssen bekannt sein. Maßnahmen derlei Art dürfen nur mit gesonderter Zustimmung des Patienten von einem Auszubildenden durchgeführt werden. Die Anordnungsverantwortung trägt der Arzt, die Durchführungsverantwortung die anleitende Person. Der Dienstherr kann jedoch arbeitsrechtlich Dienstanweisungen erteilen, die die Delegation ärztlicher Aufgaben an Schüler regeln, da dies im billigen Ermessen des Arbeitgebers liegt. Diese dürfen jedoch nicht gegen geltendes Recht verstoßen.

3.2 Delegation ärztlicher Tätigkeiten an Assistenzkräfte

Da die Gesundheits- und Krankenpflegeassistenten nicht mehr als Fachberuf angesehen werden, sind keine bundesrechtlichen Regelungen vorhanden. Die Rechtgrundlage für die Gesundheits- und Krankenpflegeassistenten in NRW bildet die GesKrPflassAPrV. Die Dauer der Ausbildung nach §5 GesKrPflassAPrV beträgt ein Jahr, höchstens zwei, und soll dazu befähigen „entsprechend dem allgemein anerkannten Stand pflegewissenschaftlicher, medizinischer und weiterer bezugswissenschaftlicher Erkenntnisse fachliche, personale, soziale und methodische Kompetenzen zur verantwortlichen Mitwirkung insbesondere bei der Gesundheitsförderung sowie der Versorgung und Begleitung von kranken und behinderten Menschen [zu] vermitteln" (§3 GesKrPflassAPrV). Hierbei dürfen die Pflegeassistenten nur auf der Basis einer Planung tätig werden, die durch drei-jährig examiniertes Personal gestellt wurde. Sie sind also ein Hilfsberuf der Gesundheits- und Krankenpflege; zudem sind sie dazu befähigt eine einfache Krankenbeobachtung durchzuführen und Vitalparameter, wie Puls, Temperatur und Blutdruck eines Patienten, weiter zu geben. Weiter sollen sie bei Diagnostik und Therapie assistieren können (§ Abs. 2 GesKrPflassAPrV). Hier liegt der Anspruch der Pflegeassistenten begründet, ebenfalls ärztliche Aufgaben, nach vorhergehender Delegation, durchzuführen. In der Anlage 1 zum §5 GesKrPflassAPrV wird dies noch eingehender beschrieben: „Die Schülerinnen und Schüler sind zu befähigen, - in Zusammenarbeit mit Ärztinnen und Ärzten sowie Pflegefachkräften die für die jeweiligen medizinischen Maßnahmen erforderlichen Vor- und Nachbereitungen zu treffen und bei der Durchführung der Maßnahmen zu assistieren, - Patientinnen und Patienten bei Maßnahmen der medizinischen Diagnostik und Therapie zu unterstützen, - ärztliche An- und Verordnungen durchzuführen und die dabei relevanten rechtlichen Aspekte zu berücksichtigen". Einen wesentlichen Unterschied zum Pendant in der dreijährig examinierten Gesundheits- und Krankenpflege gibt es nicht. Es gilt die kurze Ausbildungszeit von 500 theoretischen und 1100 praktischen Ausbildungsstunden zu berücksichtigten, die in der Gesundheits- und Krankenpflege ungleich höher ist. Deshalb wird der Beruf der Gesundheits- und Krankenpflegeassistenz (früher: Krankenpflegehelfer) auch „am unteren Ende der Qualifikationstreppe der verschiedenen nicht-ärztlichen Assistenzberufe" (Hahn, 1981a, 45) angesiedelt. Im Wesentlichen sollte dieser „... die Krankenschwester entlasten, aber nicht sozusagen verdrängen..." (Hahn, 1981a, 45). Er wird in seinen Ausführungen noch drastischer und stellt fest: „Wenn also aus der Rechtsprechung ablesbar ist, daß das Sorgfaltspflichtniveau des Delegierenden umgekehrt proportional zum Qualifikationslever des Beauftragten steht, dann gebietet es schon eigenes Interesse, auf den Einsatz dieses Personenkreises zu verzichten" (Hahn, 1981a, 47). Nach einer Entscheidung des BAG vom 05.03.1977 (AZ: 4 AZR 392/95) stehen Krankenpflegehelfer dem dreijährig examinierten Personal zur Seite und können dementsprechend auch nicht in dieselbe Gehaltsstufe eingruppiert werden. Zudem hat das LAG Bremen am 13.08.1999 (AZ: 3 (2) Sa 305/98) festgestellt, dass „gewichtige Differenzen in der Qualifikation, den Zuständigkeiten im Pflegedienst und der Verantwortung bestehen" (Entscheidungsgründe Punkt 91). Dennoch dürfen Krankenpflegeassistenten im Rahmen ihres Könnens ärztliche Aufgaben übernehmen und tun dies vor allem in der relativ komplikationsarmen Verabreichung von enteraler Sondenkost über eine liegende Magensonde (Großkopf & Klein, 2012, 230). „Die durch das Bestehen der staatlichen Prüfung erworbene Qualifikation muss den Orientierungsrahmen für die Entscheidung bilden, bis zu welchem Grad eine darüber hinausgehende Spezialisierung noch akzeptiert werden kann" (Großkopf & Klein, 2012, 231). Das heißt, dass Pflegeassistenten nicht alle Maßnahmen der ärztlichen Delegation ausführen dürfen, da sie durch ihre formelle Qualifikation begrenzt sind, die auch durch das Vorhandensein materieller Qualifikation nicht unendlich erweitert werden kann. Hierzu äußern sich Debong, Andreas & Siegmund-Schultze (1992, 588) wie folgt: „Somit bleibt festzuhalten, daß sich die Durchführung von Injektionen, Infusionen und Blutentnahmen durch Krankenpflegehelfer/innen nach denselben Kriterien zu richten hat, wie die Vornahme dieser Maßnahmen durch ausgebildetes

Möglichkeiten und Grenzen der Delegation ärztlicher Tätigkeiten in der Pflege, unter besonderer Berücksichtigung von Auszubildenden und Assistenzkräften.

Krankenpflegepersonal. … Damit ist durchaus denkbar, daß auch eine entsprechend ausgebildete Krankenpflegehelferin auf Anordnung des Arztes eine intramuskuläre Injektion vornimmt". Letztendlich herrschen zwei miteinander unvereinbare Meinungen in der Literatur vor, wobei der Verfasser geneigt ist, Letzterer zu folgen, wobei eine regelmäßige Überprüfung der materiellen Qualifikation durch einen Arzt zu erfolgen hat.

Zusammenfassend ist zu sagen, dass Gesundheits- und Krankenpflegeassistenten in NRW dazu befähigt sind ärztliche Leistungen auf Delegationsbasis durchzuführen. Inwieweit die geringe formelle Qualifikation mit hoher materieller Qualifikation aufgewogen werden kann bleibt umstritten. Es werden dieselben Maßstäbe an Überwachung, Auswahl und Kontrolle angelegt, wie im allgemeinen Teil dieser Arbeit beschrieben. Die ihnen übertragenen Aufgaben dürften diese eigen- und selbstständig ohne direkte Überwachung durch den Arzt durchführen (Debong, et al., 1992, 588). Ob bestimmte Injektionstechniken durchgeführt oder nicht durchgeführt werden dürfen, wird genauer im Gliederungspunktpunkt 4.1 dieser Arbeit beschrieben. Abschließend bleibt anzumerken, dass die Durchführungsverantwortung natürlich bei dem Pflegeassistenten liegt.

3.3 Rechtliche Würdigung der unterschiedlichen Regelungen

Aus den in den Gliederungspunkten 3.1 und 3.2 dargestellten Regelungen geht hervor, dass es eine Diskrepanz in der Delegation von ärztlichen Leistungen an Auszubildende und Assistenzkräften gibt. Selbst Schüler im dritten Ausbildungsjahr müssen noch direkt von einem Arzt oder einer besonderen Krankenpflegekraft überwacht werden, während einjährig geschulte Pflegeassistenten selbstständig und eigenverantwortlich ärztliche Leistungen übernehmen dürfen. Dies liegt vor allem, wie bereits ausgeführt, in der fehlenden formellen Qualifikation der Auszubildenden begründet. Dennoch haben sie faktisch schon im zweiten Ausbildungsjahr die Ausbildungsstunden einer Assistenzkraft überstiegen und sind somit ab diesem Zeitpunkt höher qualifiziert. Hier sei die eventuell über Jahre erworbene materielle Qualifikation einer Assistenzkraft außen vor gelassen. Klar ist, dass Auszubildende lediglich zur Erreichung des Ausbildungsziels Maßnahmen durchführen dürfen. Dennoch bleibt anzumerken, dass gesetzliche Regelungen nicht besagen, dass sie dies unter unmittelbarer Aufsicht zu tun haben. Dieser Standpunkt hat sich jedoch in der einschlägigen Fachliteratur durchgesetzt. Nur Weber (2000, 92-93) versucht dieses aufzulockern: „Aus den Grundsätzen, die für die Vornahme von Injektionen für das ausgebildete Pflegepersonal gelten, kann meiner Ansicht nach hergeleitet werden, dass sowohl bei s.c. als auch bei i.m.-Injektionen die Aufsicht einer Krankenpflegeperson ausreicht … .Weiter ist meiner Ansicht nach bei entsprechenden Kenntnissen und Bewährung des Schülers eine gelockerte Anwesenheit der Aufsichtsperson, etwa nebenan, vertretbar." Laut Urteil des LG Berlins vom 28.6.1993 (AZ: 6 O 330/92) wird nun auch zunehmend die materielle Qualifikation in die Entscheidung miteinbezogen. „Die Entscheidung des Landgerichtes Berlin aus dem Jahr 1997 [richtig: aus dem Jahr 1993, d. V.] zeigt deutlich, dass nicht der Ausbildungsstand, sondern die tatsächliche Fähigkeit des Anordnungsempfängers ausschlaggebend war für die Übertragbarkeit der im konkreten Fall anstehenden intravenösen Injektion auf nichtärztliches Personal. …. Durch die Regelung des § 831 BGB trägt der Arzt jedoch die Beweislast für die ausreichende Ausbildung, Anleitung und die Fähigkeit seines Assistenzpersonals, die ihm übertragene Maßnahme eigenverantwortlich und selbstständig durchführen zu können" (Großkopf & Klein, 2012, 233). Diese Situation lässt sich ohne weiteres auch auf Auszubildende übertragen, die über eine hohe materielle, aber nicht vorhandene formelle Qualifikation verfügen. Auch Saffé & Sträßner (1997) betonen die zunehmende Wichtigkeit der materiellen Qualifikation im Zusammenhang mit der Delegation ärztlicher Aufgaben. Sie beziehen sich in ihrem Text nicht auf Auszubildende, dennoch scheint es angemessen, dass diese Ausführungen übertragen werden können. „Entscheidend dürfte das Merkmal der materiellen Qualifikation sein, da aufgrund der Durchführungsverantwortung der Pflegekraft das praktische Wissen und Können der Pflegekraft nachweisbar vorliegt. …. Dies bedeutet jedoch, daß erst nach entsprechender Anleitung, Unterweisung, Erprobung und Bewährung der Mitarbeiter bei nachgewiesener materieller Qualifikation eingesetzt werden darf" (Saffé & Sträßner, 1997, 102). Selbst die BÄK & KBV (2008, 2175) halten fest: „Verfügt ein Mitarbeiter, an den der Arzt delegieren will, nicht über eine abgeschlossene Ausbildung in einem Fachberuf im Gesundheitswesen, die die zu delegierende Leistung einschließt, muss der Arzt zunächst prüfen, ob der Mitarbeiter aufgrund seiner allgemeinen Fähigkeiten für eine Delegation der betreffen-

31

Möglichkeiten und Grenzen der Delegation ärztlicher Tätigkeiten in der Pflege, unter besonderer Berücksichtigung von Auszubildenden und Assistenzkräften.

den Leistung geeignet erscheint (Auswahlpflicht). Sodann muss er ihn zur selbstständigen Durchführung der zu delegierenden Leistung anlernen (Anleitungspflicht)." Es ist weiterhin nötig diese Mitarbeiter regelmäßig zu überwachen und festzuhalten, ob die übertragene Maßnahme noch beherrscht wird. So halten die BÄK & KBV (2008) die materielle Qualifikation für das höherwertige Argument in der Delegationsdiskussion. Nach der Meinung des Verfassers ist dies auch auf die Auszubildenden in ihrer Situation übertragbar, sofern diese, wie beschrieben, angeleitet und überwacht werden. Gemäß der Meinung des Verfassers sind Auszubildende immer über den neuesten Stand der Wissenschaft informiert. Er verfügt über aktuelles Wissen, welches ihm von ausgebildeten Lehrkräften vermittelt worden ist. Bekanntermaßen kommt es vor, dass Auszubildende examiniertes Personal in neue Techniken und Möglichkeiten einführen, die diese dann umsetzen. So sei festgehalten, dass der Auszubildende, in bestimmten Tätigkeiten, über eine höhere materielle Qualifikation verfügt. Es gilt einen Weg zu finden, diese hohe materielle Qualifikation auch rechtswirksam nachzuweisen. Hierbei folgt der Verfasser den Ansichten von Weber (2000), die einen Befähigungsnachweis, durch die Schule ausgestellt, mit regelnder Dienstanweisung seitens des Arbeitgebers, vorschlägt. Die Krankenpflegeschule bescheinigt, dass bestimmte Inhalte unterrichtet wurden und dies durch eine Leistungsüberprüfung auch nachgewiesen werden kann, die der Auszubildende erfolgreich bestanden hat. Der Arbeitgeber regelt dann in einer Dienstanweisung, dass Auszubildende, die über die entsprechenden Befähigungsnachweise verfügen, bestimmte ärztlich veranlasste Maßnahmen übernehmen dürfen (Weber, 2000, 93-94). Dies würde dementsprechend auch dem Ausbildungszweck dienen, die Auszubildenden zur Übernahme ärztlicher Tätigkeiten zu befähigen. Umstritten bleiben haftungsrechtliche Aspekte bei der Übernahme ärztlicher Leistungen durch Schüler, sind aber nicht außer Acht zu lassen.

Nach Meinung des Verfassers lässt sich diese Differenz auch durch den Umbau der Pflegeausbildung aufheben. Denkbar wäre ein gestuftes Ausbildungssystem, bei dem Auszubildende verschiedene Niveaus durchlaufen, wobei jedes Niveau eine staatliche Prüfung beinhaltet. Somit würde zum Beispiel am Ende eines jeden Ausbildungsjahres eine (Teil-)staatliche Prüfung stehen, die eine gewisse formelle Qualifikation beinhalten würde. Diese Möglichkeit würde keinen generellen Umbau der Ausbildungsstruktur

Möglichkeiten und Grenzen der Delegation ärztlicher Tätigkeiten in der Pflege, unter besonderer Berücksichtigung von Auszubildenden und Assistenzkräften.

bedingen, nur die Einführung von Zwischenprüfungen nach jedem Ausbildungsjahr erfordern und den Auszubildenden die fehlende formelle Qualifikation geben. Ähnlich denkbar wäre eine modularisierte Ausbildung. Hierbei würden die verschiedenen Lernbereiche in der Ausbildung in Module, ähnlich einem Studium, gegliedert werden. Diese Module müssten jeweils erfolgreich bestanden werden, um zum abschließenden Examen zugelassen zu werden, indem die Gesamtheit der Module abgeprüft würde. Die Module wirken hierbei einerseits als Befähigungsnachweis, können aber auch (staatlich anerkannt) als quasi formelle Qualifikation wirken, um so eine Übernahme ärztlicher Tätigkeiten zu gewährleisten.

4. Weitere Problemfelder der Delegation ärztlicher Tätigkeiten

4.1 Durchführung einer Injektion

Das Themenfeld der Injektionen ist breit gefächert. Der Verfasser beschränkt sich auf die Durchführbarkeit von subkutanen, intramuskulären und intravenösen Injektionen. In der Rechtslandschaft gibt es unterschiedliche Auffassungen, ob Injektionen delegierbar sind. Tönnies (2000, 290-292), Weiß (2010, 49-50) und Roßbruch (2003b, 141-146) teilen Injektionen im Allgemeinen in die Gruppe der grundsätzlich nicht oder nur im Einzelfall delegierbaren Maßnahmen ein (vgl. Gliederungspunkt 2.3). Leider gibt es in der juristischen Literatur und auch begründet durch Gerichtsentscheidungen, unterschiedliche Sichtweisen und eine Zulässigkeit ist mitunter kaum nachvollziehbar (Großkopf & Klein, 2012, 224) (Siehe auch OLG Dresden, 24.07.2008, AZ: 4 U 1857/07; BGH, 07.10.1980, AZ: VI ZR 176/79; BGH, 08.05.1979, AZ: VI ZR 58/78; BGH, 18.03.1980, AZ: VI ZR 155/78; OLG Köln, 22.01.1987, AZ: 7 U 193/86). Hilfreich ist es, die Stellungnahme von ADS und DBfK aus dem April 1989 (abgedruckt bei Schneider, 2003, 412-415) als Leitfaden zu nehmen. Hier heißt es: „Subkutane und intramuskuläre Injektionen gehören zum Tätigkeitsbereich der Krankenschwestern. Der Arzt kann ihnen die Verabreichung dieser Injektionen generell übertragen". Die grundsätzlichen Sorgfaltspflichten des Arztes haben trotzdem Bestand. Ferner hat das Pflegepersonal über eine ausreichende Qualifikation zu verfügen. Dennoch gibt es hierzu unterschiedliche Rechtsmeinungen, vor allem in Bezug auf Auszubildende und Assistenzkräfte. Die Lage der Verabreichung subkutaner Injektionen, die auch Assistenzkräfte ohne Probleme übernehmen dürfen, ist eindeutig (Großkopf, 1994, 58; Großkopf & Klein, 2012, 230; Debong, et al., 588). Ob jedoch Krankenpflegeassistenten auch intramuskuläre Injektionen durchführen dürfen, ist aufgrund der gesteigerten Gefährlichkeit gegenüber der subkutanen Injektion fraglich. Nach einem Urteil des BGH vom 08.05.1979 (AZ: VI ZR 58/78) ist die Übertragung einer intramuskulären Injektion an Assistenten der Pflege nicht zulässig. In der Urteilsbegründung heißt es: „Demnach spricht vieles dafür, daß auch heute noch die Verabreichung von intramuskulären Injektionen durch Krankenpflegehelferinnen grundsätzlich nicht geduldet werden darf, weil deren fehlerhafte Ausführung bekanntermaßen zu typischen schwerwiegenden Schäden

34

Möglichkeiten und Grenzen der Delegation ärztlicher Tätigkeiten in der Pflege, unter besonderer Berücksichtigung von Auszubildenden und Assistenzkräften.

führen kann". Das Gericht lässt jedoch eine abschließende Beurteilung ausstehen, ob eine materiell besonders geschulte Helferin die Tätigkeit nicht doch übernehmen dürfe. Zudem postuliert das Gericht in seiner Entscheidung lediglich, dass es ‚grundsätzlich' nicht möglich sei, Ausnahmeregelungen verbietet dieses nicht. Somit bietet auch dieses Urteil keine Rechtssicherheit. Debong, et al. (1992, 588) konstatieren: „In der Praxis führen die aufgezeigten Grundsätze dazu, daß die Vornahme subkutaner Injektionen durch Krankenpflegehelfer/innen unproblematisch erscheint. Aber auch die Vornahme von intramuskulärer Injektionen durch den genannten Personenkreis ist nicht ausgeschlossen, soweit der Krankenpflegehelfer die für die Vornahme der Injektion erforderlichen Kenntnisse und Erfahrungen unter fachkundiger Aufsicht hat sammeln können". Hahn (1981a, 46-47) hält dem entgegen, dass selbst wenn das intramuskuläre Applizieren für Assistenzkräfte freigegeben würde die Aufsichts- und Sicherheitskautelen des Arztes so immens ansteigen würden, dass eine Delegation keinen Sinn ergäbe. Dieses resultiert aus der Aussage, dass die Sorgfaltspflichten des Arztes umgekehrt proportional zum Ausbildungsstand des Delegierungsadressaten steigen. Auch Brenner (1992) pflichtet, unter Bezugnahme auf das eingangs erwähnte BGH Urteil, der Aussage bei, dass Krankenpflegehelfer nicht zur Durchführung der intramuskulären Injektion befähigt sein sollten. Dieser Auffassung sind auch Großkopf & Klein (2012, 230-231), die sogar eine hohe materielle Qualifikation nicht als Argument gelten lassen. Nach deren Meinung ist die erworbene formelle Qualifikation der Helfer so niedrig, dass sie nicht aufgewogen werden kann. Abschließend lässt sich feststellen, dass die überwiegende Anzahl der zitierten Autoren es für bedenklich hält, intramuskuläre Injektionen durch Assistenten in der Gesundheits- und Krankenpflege durchführen zu lassen, während dies bei subkutanen Injektionen möglich ist.

Ob Auszubildende in der Gesundheits- und Krankenpflege oben stehende Injektionen durchführen dürfen, bleibt weiter umstritten. Möglich ist dies zum einen unter direkter Aufsicht eines Arztes oder einer besonders geschulter Pflegefachperson (Klie, 2009, 112), oder wie im Gliederungspunkt 3.3 beschrieben, über die argumentative Grundlage der materiellen Qualifikation. Dieser in der Literatur vorherrschende Zwiespalt wird auch von Großkopf & Klein (2012) beschrieben. Sie konstatieren, dass es keinerlei Hinweise von der Rechtsprechung gibt, ob subkutane Injektionen an Auszubildende

Möglichkeiten und Grenzen der Delegation ärztlicher Tätigkeiten in der Pflege, unter besonderer Berücksichtigung von Auszubildenden und Assistenzkräften.

delegierbar sind. Im Rahmen der Frage, ob intramuskuläre Injektionen an Auszubildende übertragen werden dürfen, wird vielfach ein Urteil des OLG Köln vom 22.01.1987 (AZ: 7 U 193/86) zitiert, innerhalb dessen ein Krankenhausträger für den von einem Medizinstudenten verursachte, Spritzenabszess haften muss, resultierend aus einer fehlerhaft durchgeführten intramuskulären Injektion. Der genannte Medizinstudent stand kurz vor dem Abschluss seines Studiums und so erscheint es fraglich, ob Krankenpflegeschüler die genannte Maßnahme übernehmen dürfen, da der Student zu dem Zeitpunkt der Tat schon über eine große materielle Qualifikation, zu mindestens theoretisch, verfügt haben muss. Aus Sicht des Verfassers erscheint das Urteil als Argumentationsgrundlage zweifelhaft, da hier zwei verschiedene Ausbildungen miteinander verglichen werden, ohne Angabe, welche Inhalte der Medizinstudent schon gelernt hatte. Mitunter wird denen nur das theoretische Wissen um die Injektionstechniken vermittelt. Die praktische Umsetzung fehlt oder ist nur unzureichend, während Auszubildende in der Gesundheits- und Krankenpflege sowohl die Technik theoretisch, als auch praktisch grundständig erlernen. Es sei in diesem Zusammenhang nochmals auf die BÄK & KBV (2008, 2175) verwiesen, die festhalten, dass nicht ausreichend formell qualifizierte Kräfte durch Anlernen und Überprüfen der Fähigkeiten als Delegationsadressaten durchaus in Frage kommen. Somit können auch Auszubildende prinzipiell für die selbstständige Durchführung ärztlich verordneter Maßnahmen, wie hier die subkutane oder intramuskuläre Injektion, herangezogen werden. Der Verfasser schließt sich dieser Meinung an. Unerwähnt bleiben darf aber nicht, dass viele Autoren Krankenpflegeauszubildenden die Fähigkeit zur selbstständigen Übernahme von ärztlichen Leistungen absprechen. So Debong, et. al. (1992, 589-590): „Ein Krankenpflegeschüler … soll die Kenntnisse und Erfahrungen erst erwerben, die … eine examinierte Pflegekraft zur Vornahme der aufgezeigten Maßnahmen befähigen. Auszubildende sollen und müssen unter unmittelbarer Aufsicht qualifizierter Personen schrittweise an das Ausbildungsziel herangeführt werden. Deshalb scheidet die Vornahme selbständiger Injektionen, Infusionen und Blutentnahmen durch Krankenpflegeschüler grundsätzlich aus". Grundsätzlich ist dieser Konflikt aufgrund fehlender höchstrichterlicher Rechtsprechung nicht zum Wohle aller aufzulösen und bleibt weiterhin bestehen.

Möglichkeiten und Grenzen der Delegation ärztlicher Tätigkeiten in der Pflege, unter besonderer Berücksichtigung von Auszubildenden und Assistenzkräften.

Die BÄK & KBV (2008, 2176) halten zur intravenösen Applikation fest, dass diese grundsätzlich auf nichtärztliches Personal übertragbar ist, wenn sich der Arzt in der Nähe aufhält. Die Erstgabe ist nicht übertragbar. Diese Einschränkungen weisen schon auf die Gefahren solcher Injektionen hin. Nicht die Technik ist gefährlich, sondern die darüber applizierten Medikamente. Sie gelangen sofort in die venöse Blutbahn und entfalten schon nach wenigen Sekunden ihre volle Wirkung. Oft lassen sich Medikamente nicht antagonisieren. Einmal appliziert muss der Patient die volle Wirkung des Medikaments aushalten. Nach einem Urteil des LG Berlin vom 28.06.1993 (AZ: 6 O 330/92) stellt die „intravenöse Injektion … eine rein ärztliche Tätigkeit dar, die in der Praxis nur in Ausnahmefällen an erfahrenes und nach spezieller ärztlicher Anleitung mit Injektionen vertrautes Assistenzpersonal delegiert werden kann" (Großkopf & Klein, 2012, 233). Debong, et al. (1998, 588) folgen weiter der Theorie der materiellen Qualifikation und stellen dennoch fest: „Die Vornahme intravenöser Injektionen … durch Krankenpflegehelfer/innen ist zwar theoretisch ebenso denkbar. Bis auf seltene Ausnahmefälle wird es in der Praxis jedoch an der erforderlichen – zusätzlichen – Qualifikation fehlen, so daß die Vornahme dieser Maßnahmen entsprechend besonders qualifizierten examinierten Pflegekräften vorbehalten sein dürfte". Nach Roßbruch (2003b) gehört diese Art von Injektionen ebenfalls zu den grundsätzlich nicht delegationsfähigen Aufgabe, sodass sie im Einzelfall delegiert werden können. Dennoch ist die generell vorherrschende Meinung, dass Krankenpflegeassistenten weder die intramuskuläre, noch die intravenöse Injektion vornehmen dürfen (auch Weiß, 2010, 51; Hahn, 1981b, 1982). Daraus leitet sich ab, dass auch Auszubildende in der Gesundheits- und Krankenpflege diese Aufgaben nicht selbstständig, sondern nur unter Anleitung übernehmen dürfen, während speziell geschulte examinierte Pflegekräfte durchaus dazu befugt sein können.

4.2 Umgang mit Infusionen

Der Umgang mit Infusionen richtet sich im Allgemeinen nach dem der intravenösen Injektion. Auch Infusionslösungen gelangen durch eine periphere Venenverweilkanüle direkt in das venöse System und können somit dort in Sekundenschnelle ihre Wirkung entfalten. Großkopf & Klein (2012, 234) halten fest, dass zumindest das Anlegen einer Infusion ausschließlich ärztliche Aufgabe ist. Damit folgen sie auch den einschlägigen Stellungnahmen des DBfK und des ADS. Demnach dürfen examinierte Pflegekräfte Infusionslösungen wechseln und Einspritzungen in den Schlauch oder die Infusion vornehmen. Nach Brenner (1992, 326) sind Einspritzungen in den Infusionsschlauch wegen des direkten Venenzugangs als intravenöse Applikation zu werten und auch nach diesen Maßstäben zu behandeln. Dies schließt also ein Tätigwerden eines Gesundheits- und Krankenpflegeassistenten weitestgehend aus, wie bereits zuvor argumentiert (Großkopf & Klein, 2012, 234). Weber (2000, 93) hält fest, dass Auszubildende in der Gesundheits- und Krankenpflege nur unter direkter Aufsicht mit Infusionen umgehen dürfen und zum Zweck des Erreichens des Ausbildungsziels ungefährliche Natriumchloridlösung in den Infusionsschlauch applizieren dürfen. Dieses Vorgehen dient der Übung und schließt eine selbstständige Übernahme einer solchen Tätigkeit aus.

5. Fazit

Die Tätigkeitsfelder des Arztes und der Krankenpflege sind nicht trennscharf voneinander abzugrenzen. Vor allem die Rechtslage zum Berufsbild der Ärzte ist unübersichtlich und zerstreut, sodass man eine Definition des ärztlichen Berufes nur über die Argumentation mit den verschiedensten Gesetzen leisten kann, die mitunter eine begrenzte rechtliche Reichweite besitzen. Die Abgrenzung des Berufs der Gesundheits- und Krankenpflege über das KrPflG bietet mehr Rechtssicherheit, vor allem, weil mit der Novellierung von 2003 Vorbehaltsaufgaben, fast in Form von Legaldefinitionen, verfasst und ins Gesetz aufgenommen wurden. Dies bietet gute Anhaltspunkte, um den Beruf der Gesundheits- und Krankenpflege zu definieren. Dennoch kann man von einer Gesamtverantwortung des Arztes für die Behandlung eines Patienten ausgehen, innerhalb dessen es arztfreie pflegerische Bereiche gibt, für die die Pflege auch verantwortlich zeichnet.

Auch eine Delegation von ärztlichen Aufgaben ist möglich und genau erläutert worden. Aus den gesamten Rechtsquellen und einschlägiger juristischer Literatur lassen sich Voraussetzungen für eine Delegation ärztlicher Aufgaben ableiten. Vor allem ärztlicherseits bestehen Sorgfaltspflichten, die es einzuhalten gilt. Die Selektionspflicht, also die Auswahl von geeignetem Personal, sowohl formell als auch materiell, ist einzuhalten. Darüber hinaus muss die ärztlich delegierte Maßnahme vom Arzt schriftlich angeordnet und der betreffende Delegationsempfänger vorher instruiert werden. Wichtig ist zudem, dass der Patient in die Maßnahme, nach vorheriger ärztlicher Aufklärung, einwilligt. Während der Durchführung und nach der Ausführung obliegt dem Arzt die Überwachungs- und Kontrollpflicht, wobei er sich während der Maßnahme auf den Vertrauensgrundsatz berufen und von einer fehlerfreien Durchführung ausgehen kann, wenn er alle anderen Sorgfaltspflichten eingehalten hat. Die abschließende Endkontrolle kann zum Beispiel die Wirküberprüfung eines Medikaments beinhalten. Grundsätzlich gilt, dass die Sorgfaltspflichten des Arztes sich umgekehrt proportional zum Qualifikationslevel des Delegationsadressaten verhalten. Je weniger Qualifikation bei diesem vorhanden ist, umso höher sind die Sorgfaltspflichten des Arztes, bis dahin, dass bei Auszubildenden in der Pflege ein direktes Danebenstehen gefordert wird. Zudem darf die Art der Maßnahme ärztliches Handeln nicht erfordern, es muss also eine relative Gefährdungsferne und Einfachheit der durchzuführenden Maßnahme vorliegen. Ist die Pflegekraft nicht

39

Möglichkeiten und Grenzen der Delegation ärztlicher Tätigkeiten in der Pflege, unter besonderer Berücksichtigung von Auszubildenden und Assistenzkräften.

zur Übernahme in der Lage, so muss sie dies anzeigen. Sie hat die sogenannte Remonst-
rationspflicht. Außerdem darf sie Anordnungen nicht blind folgen, sondern muss sie
anhand ihres eigenen Wissenstandes überprüfen. Sollte die Anordnung ihres Erachtens
nach falsch sein hat sie dies dem behandelten Arzt anzuzeigen und die Durchführung
der Anordnung zu verweigern. Diese Prüfung beinhaltet auch die Kontrolle, ob die
Einwilligung des Patienten vorliegt. Ohne diese würde sich die durchführende Pflegekraft, zum einen nach StGB und zum anderen auch nach haftungsrechtlichen Gesichtspunkten des BGB, strafbar machen. Fehlt die Anzeige der Pflegekraft, so macht sie sich
des Übernahmeverschuldens strafbar und haftet vollumfänglich für alle, in diesem
Rahmen, begangenen Fehler. Um mehr Sicherheit für das Personal zu schaffen, sollte
der Arbeitgeber Dienstanweisungen im Rahmen des Direktionsrechts verfassen, die klar
regeln, welche ärztlichen Aufgaben in diesem Betrieb an wen übertragen werden dürfen. Außerdem sollten die Voraussetzungen für eine Übernahme dargelegt werden.
Wichtig ist zu regeln, wer wem weisungsbefugt ist. Ein Weisungsempfänger muss nur
solche Anweisungen ausführen, die von einem ihm weisungsbefugten Mitarbeiter aus-
gesprochen werden. Der Arzt besitzt für alle delegierten Maßnahmen in der vertikalen
Arbeitsteilung die Anordnungsverantwortung, während der Ausführende die Durchführungsverantwortung innehat. Sollte es im Rahmen der Durchführung zu Fehlern kommen, so haftet der Betreffende im Rahmen der Arbeitnehmerhaftungsbegrenzung für
seine Vorgehensweise (siehe Tabelle 2).

Tabelle 2 *Darstellung der Arbeitnehmerhaftungsbegrenzung*

Vorsatz / grobe Fahrlässig-keit	Mittlere Fahrlässigkeit	Leichte Fahrlässigkeit
Im Verkehr erforderliche Sorgfalt wird grob oder mit Vorsatz verletzt	Weder geringfügige, noch schwerwiegende Sorgfalts-pflichtverletzung	Geringfügige Sorgfalts-pflichtverletzung
Volle Haftung	Schadenaufteilung	Arbeitgeber haftet

Diese schon früh festgelegte Regelung will das enorme Haftungsrisiko von Mitarbeitern
begrenzen. Das Haftungsrisiko wird, wie oben dargestellt, zwischen Arbeitgeber und –

nehmer aufgeteilt. Zudem ist anzumerken, dass auch bei Vorsatz oder grober Fahrlässigkeit eine Schadensaufteilung nötig werden kann und darf, wenn die Schadenssumme den Arbeitnehmer in seiner Existenz bedrohen würde. Oft sind diese Risiken durch eine Berufshaftpflichtversicherung abgedeckt. Stellt das Vergehen ein versichertes dar, so übernimmt die Versicherung den Schaden. Ist es nicht versichert, gilt wieder die Arbeitnehmerhaftungsbegrenzung. Grundlage für die Haftung bildet der §823 BGB. Die Schadensaufteilung geschieht im Rahmen des §254 BGB.

Es wurde dargelegt, dass man die delegationsfähigen Leistungen in drei Gruppen aufteilen kann: Nicht delegationsfähige, im Einzelfall delegationsfähige und delegationsfähige Leistungen. Die Eingruppierung der jeweiligen Tätigkeiten richtet sich nach der Gefährlichkeit, der Schwierigkeit und danach, ob ärztliches Handeln erforderlich ist.

In Bezug auf Auszubildende in der Gesundheits- und Krankenpflege wurde festgestellt, dass sie nur zur Erreichung des Ausbildungsziels ärztliche Tätigkeiten übernehmen dürfen. Die Argumentationsgrundlage bildet das KrPflG in Verbindung mit der KrPflAPrV und der Richtlinie für die Ausbildung in der Gesundheits- und Kranken-pflege sowie in der Gesundheits- und Kinderkrankenpflege NRW. Festzustellen ist, dass zunächst eine eigenständige Übernahme ärztlicher Leistungen aufgrund der fehlenden formellen Qualifikation nicht möglich ist. Darüber hinaus ist es nötig, dass ein Arzt oder eine besonders geschulte Pflegekraft den Schüler direkt beaufsichtigt. Die Durchführungsverantwortung trägt die anleitende Kraft. Es muss folglich vorher sichergestellt werden, dass der Auszubildende die Maßnahme beherrscht und diese theoretisch vermittelt wurde. Zudem müssen die Wirkungen und Nebenwirkungen sowie die Komplikationen des verabreichten Medikaments gekannt sein.

In Bezug auf die Assistenzkräfte in der Gesundheits- und Krankenpflege wurde festgestellt, dass diese zur Übernahme ärztlicher Leistungen im Rahmen ihrer Ausbildung berechtigt sind. Grundlage der Argumentation ist die GesKrPflassAPrV, in der geschrieben steht, dass Assistenzkräfte bei diagnostischen und therapeutischen Maßnahmen assistieren können sollen. In wie weit diese Kompetenz reicht ist umstritten. Es sollte genau geprüft werden, ob eine Aufgabe an dieses Personal delegiert werden darf. Generell ist die Delegation an Assistenzkräften möglich. Dennoch sollte die materielle

Qualifikation dieser Kräfte nicht nur einmalig, sondern fortlaufend überwacht werden. Sie dürfen dann die delegierten Maßnahmen selbstständig und eigenverantwortlich durchführen. Auch dieses Personal unterliegt den dargestellten Sorgfaltspflichten des Arztes und ist in gleicher Weise haftbar, da es die Durchführungsverantwortung besitzt.

Zur Auflösung dieses Konflikts, dass Auszubildende nicht eigenständig handeln dürfen, obwohl sie eine bessere Ausbildung schon im zweitem Lehrjahr besitzen, wurde ausgeführt, dass die Rechtsprechung mehr dazu übergeht, die materielle Qualifikation der Delegationsadressaten als wesentliches Beurteilungskriterium in den Vordergrund zu stellen. In Verbindung mit von der Schule ausgestellten Befähigungsnachweisen sollte es möglich sein, diese materielle Qualifikation nachzuweisen. Zudem kann der Arbeitgeber, wie bereits ausgeführt, eine Dienstanweisung erstellen, die es Auszubildenden erlaubt, im Rahmen der Erreichung des Ausbildungsziels, eigenverantwortlich ärztliche Leistungen zu übernehmen. Dies sollte dadurch unterstützt werden, dass Schüler zunächst Maßnahmen unter Aufsicht und bei sicherem Beherrschen diese dann selbstständig durchführen dürfen. Auf verschiedene andere Möglichkeiten, wie die modularisierte oder eine gestufte Ausbildung, wurde nur am Rande eingegangen. Der Verfasser ist der Ansicht, dass die vorhandene hohe materielle Qualifikation den Auszubildenden befähigt, ärztliche Leistungen zu übernehmen. Ferner bleibt jedoch abzuwarten, wie sich die Rechtsprechung und Gesetzeslage auf diesem Sektor entwickeln. Momentan ist diese nicht zufriedenstellend.

In Bezug auf die weiteren Problemfelder kann man feststellen, dass Krankenpflegeassistenten subkutan injizieren dürfen. Umstritten ist und bleibt die Übernahme intramuskulärer und intravenöser Injektionen. Der Verfasser ist der Meinung, dass durch zusätzlich erworbene materielle Qualifikation auch solche Mitarbeiter befähigt werden können zumindest die intramuskuläre Injektion durchzuführen. Intravenös bleibt aufgrund des schnellen Wirkeintritts von Medikamenten besonders geschulten examinierten Pflegekräften und Ärzten vorbehalten. Ähnlich verhält es sich beim Anlegen und Überwachen von Infusionen sowie bei Einspritzungen in den Infusionsschlauch. Dies wird analog zu der intravenösen Applikation gesehen. Generell dürfen Auszubildende in der Gesundheits- und Krankenpflege alle Maßnahmen, die auch examinierte Kräfte ausführen dürfen, zunächst unter direkter Aufsicht und Anleitung eines Arztes oder einer Pflegekraft

Möglichkeiten und Grenzen der Delegation ärztlicher Tätigkeiten in der Pflege, unter besonderer Berücksichtigung von Auszubildenden und Assistenzkräften.

übernehmen. Ob und inwiefern diese Überwachungspflicht später gelockert werden kann, bleibt aus der zukünftigen Rechtsprechung abzuleiten. Momentan gibt es hier nur Autoren, die ihre eigene Meinung darstellen. Verwertbare Gerichtsurteile liegen kaum vor.

6. Literaturverzeichnis

Bachstein, E. (2005). Die Delegation von ärztlichen Aufgaben. *Pflege Aktuell, 59,* S. 544-547.

Behrens, J. & Selinger, Y. (2012) Im Schritttempo. Übertragung ärztlicher Tätigkeiten auf Pflegende. *Dr. med. Mabuse, 197,* S. 44-46.

Bergmann, K. (2010). Delegation und Substitution ärztlicher Leistungen Eine Bestandsaufnahme aus haftungsrechtlicher Sicht. In Arbeitsgemeinschaft Rechtsanwälte im Medizinrecht e.V. (Hrsg.), *Delegation und Substitution. Wenn der Pfleger den Doktor ersetz...,* S. 25-47. Heidelberg: Springer.

Bergmann, O. (2004). *Die Arzthaftung. Ein Leitfaden für Ärzte und Juristen.* (2. Auflage). Berlin: Springer

Böhme, H. & Hasseler, M. (2006). Delegation. Standortbestimmung Pflege. *Die Schwester/Der Pfleger, 45,* S. 664-668.

Böhme, H. (1998). *Arbeitsrecht für die Pflege.* (3. Auflage). Stuttgart: Kohlhammer.

Brenner, G. (1992). *Rechtskunde für das Krankenpflegepersonal einschließlich des Altenpflegepersonals und anderer Berufe im Gesundheitswesen.* (5. Auflage). Stuttgart: Gustav Fischer.

Bundesärztekammer & Kassenärztliche Bundesvereinigung (Hrsg.). (2008). Persönliche Leistungserbringung. Möglichkeiten und Grenzen der Delegation ärztlicher Aufgaben. *Deutsches Ärzteblatt, 105,* S. 2173-2180.

Bundesärztekammer (BÄK) (Hrsg.). (2012). *Resolution zur Delegation.* [Internetquelle] Verfügbar unter: http://www.bundesaerztekammer.de/downloads/24022012_-_Resolution_Verbaendegespraech.pdf [17.05.2012]

Debong, B, Andreas, M. & Siegmund-Schultze (1992). Injektionen und Blutentnahmen durch Krankenpflegehelfer/innen und Schüler/innen. *Die Schwester/Der Pfleger, 31,* S. 588-589.

Dettmeyer, R. (2006). *Medizin & Recht. Rechtliche Sicherheit für den Arzt.* (2. Auflage). Heidelberg: Springer.

Deutscher Berufsverband für Pflegeberufe (DBfK) (Hrsg.). (2010). *Position des DBfK zur Neuordnung von Aufgaben im Krankenhaus.* [Internetquelle]. Verfügbar unter: http://dbfk.de/download/download/Position-DBfK-zu-Delegation-im-Krankenhaus_2010-03-29-final.pdf [14.05.2012].

Möglichkeiten und Grenzen der Delegation ärztlicher Tätigkeiten in der Pflege, unter besonderer Berücksichtigung von Auszubildenden und Assistenzkräften.

Di Bella, M. (2008). *Delegation der Behandlungspflege. Perspektiven für die praktische Umsetzung*. (1. Auflage). Köln: G&S

Gemeinsamer Bundesausschuss (2010*). Richtlinie des Gemeinsamen Bundesausschusses über die Verordnung von häuslicher Krankenpflege*. (1. geänderte Fassung). Köln: Bundesanzeiger

Großkopf, V. & Klein, H. (2012). *Recht in Medizin und Pflege*. (4. Auflage). Balingen: Spitta

Großkopf, V. (1994). Fehlinjektion. Kleine Fehler – teure Folgen. *Pflegezeitschrift, 47*, S. 557-559.

Hahn, B. (1981a). *Die Haftung des Arztes für nichtärztliches Hilfspersonal. Zulässigkeitsfragen ärztlicher Delegierung von Blutentnahmen, Injektionen, Infusionen und Bluttransfusionen an nichtärztliche Mitarbeiter*. Königstein: Athenäum.

Hahn, B. (1981b). Zulässigkeit und Grenzen der Delegierung ärztlicher Aufgaben. Zur Übertragung von Blutentnahmen, Injektionen, Infusionen und Bluttransfusionen auf nichtärztliches Assistenzpersonal. *Neue Juristische Wochenschrift, 34*, S. 1977-1985.

Höfert, R. (2011). *Von Fall zu Fall. Pflege im Recht. Rechtsfragen in der Pflege von A-Z*. Berlin: Springer.

Jacobs, P. (2007). Arbeitsteilung im Gesundheitswesen. Delegation. Mehr als eine Frage der Ärzteentlastung. *Die Schwester/Der Pfleger, 46*, S. 970-974

Klie, T. (2009). *Rechtskunde. Das Recht der Pflege alter Menschen*. (9 Auflage). Hannover: Vincentz Network.

Mensdorf, B. (1999). Teil 4. Verabreichen einer subkutanen Injektion. Die Durchführungsverantwortung liegt bei den Pflegenden. *Pflegezeitschrift, 52*, S. 335-339.

Ministerium für Gesundheit, Soziales, Frauen und Familie des Landes Nordrhein-Westfalen (2003). *Richtlinie für die Ausbildung in der Gesundheits- und Krankenpflege sowie in der Gesundheits- und Kinderkrankenpflege*. Düsseldorf: Ministerium für Gesundheit, Soziales, Frauen und Familie des Landes Nordrhein-Westfalen.

Möller, F. (2012). Richtlinie zur Übertragung ärztlicher Tätigkeiten. Meilenstein für die Pflege?. *Die Schwester/Der Pfleger, 51*, S.384-385.

Naegele, M., Buchstor, B. & Hasemann, M. (2007). Eine pflegerische Aufgabe. Intravenöse Applikation von Zytostatika. *Die Schwester / Die Pfleger, 46*, S. 978-983.

Möglichkeiten und Grenzen der Delegation ärztlicher Tätigkeiten in der Pflege, unter besonderer Berücksichtigung von Auszubildenden und Assistenzkräften.

Roßbruch, D. (2012). Es handelt sich ausdrücklich um eine Substitution ärztlicher Tätigkeiten. *Die Schwester/Der Pfleger*, 51, S. 386-387.

Roßbruch, R. (2003a). Zur Problematik der Delegation ärztlicher Tätigkeiten an das Pflegefachpersonal auf allgemeinen Stationen unter besonderer Berücksichtigung zivilrechtlicher, arbeitsrechtlicher und versicherungsrechtlicher Aspekte. Teil 1. Rechtliches und berufspolitisches Umfeld, gesetzliche und sonstige Grundlagen sowie Haftungsrisiken für Krankenhausträger und Pflegepersonal. *Pflegerecht, 7*, S. 95-102.

Roßbruch, R. (2003b). Zur Problematik der Delegation ärztlicher Tätigkeiten an das Pflegefachpersonal auf allgemeinen Stationen unter besonderer Berücksichtigung zivilrechtlicher, arbeitsrechtlicher und versicherungsrechtlicher Aspekte. Teil 2. Die Delegation ärztlicher Tätigkeiten aus arbeitsrechtlicher und versicherungsrechtlicher Sicht. *Pflegerecht, 7*, S. 139-149.

Saffé, M. & Sträßner, H. (1997). Delegation ärztlicher Aufgaben auf nichtärztliches Personal aus haftungsrechtlicher Sicht. *Pflegerecht, 4*, S. 98-103.

Schell, Werner (n.d.). *Die Delegation von Injektionen, Infusionen und Blutentnahmen auf nichtärztliches Personal - ein Dauer-Rechtsproblem im Bereich der vertikalen Arbeitsteilung.* [Internetquelle]. Verfügbar unter: http://www.wernerschell.de/Rechtsalmanach/Diagnostik%20und%20Therapie/delega tion.php [19.05.2012]

Schneider, A. (2003). *Staatsbürger-, Gesetztes- und Berufskunde. Für Fachberufe im Gesundheitswesen.* (6. Auflage). Berlin: Springer.

Sträßner, H. (2006). *Haftungsrecht für Pflegeberufe.* (1. Auflage). Stuttgart: Kohlhammer.

Tönnies, M. (2000). Delegation und Durchführungsverantwortung. Rechtliche Grundlagen und berufliche Verpflichtung. *Pflege aktuell, 54*, S. 290-292.

Weber, M. (2007). *Arbeitsrecht für Pflegeberufe. Handbuch für die Praxis.* (1. Auflage). Stuttgart: Kohlhammer

Weber, M. (2000). Injektionen, Infusionen, Blutentnahmen. Was dürfen Krankenpflegeschüler/ -innen?. *Pflege- und Krankenhausrecht, 3*, S. 90-94.

Weiß, T. (2010). *Recht in der Pflege. Lernen, Verstehen, Anwenden.* München: Beck

Möglichkeiten und Grenzen der Delegation ärztlicher Tätigkeiten in der Pflege, unter besonderer Berücksichtigung von Auszubildenden und Assistenzkräften.

7. Anhang

Entwurf einer Dienstanweisung

(Weiß, 2010, 57-58)

- 2 -

4. Delegation von Maßnahmen

4.1 Allgemeine Voraussetzungen
Die Durchführung der entsprechenden Maßnahmen darf nur dann durch den Arzt delegiert werden, wenn wegen besonderer Umstände keine ärztlichen Kenntnisse und Erfahrungen notwendig sind. Dies gilt insbesondere nicht für die Verordnung von Medikamenten, die eine sofortige Gefährdung der Patienten herbeiführen können (z.B. Kalium, Narkotika usw.) oder bei denen entsprechende Nebenwirkungen erwartet werden können.

4.2 Delegationsfähige Maßnahmen
Unter Beachtung der Vorgabe der Ziffer 4.1 und der persönlichen fachlichen Voraussetzungen dürfen nachfolgende ärztliche Tätigkeiten ausgeführt werden
- von Krankenschwestern/-pflegern
  s.c. und i.m. Injektionen
  i.v. Blutentnahmen in Ausnahmefällen (Notfällen)
  Anhängen und Wechseln von Infusionen bei liegendem Verweilkatheter
- von Krankenpflegehelferinnen/-helfern
  s.c. Injektionen
- von MTLA's
  kapillare Blutentnahmen

4.3 Nicht delegationsfähige Maßnahmen
Das Anlegen und Wechseln von Bluttransfusionen und direkte i.v. Injektionen von Medikamenten und Diagnostiks sind vom Arzt nicht übertragbar. Hier ist allenfalls eine Mitwirkung bei der technischen Durchführung im Beisein des Arztes möglich.

4.4 Persönliche fachliche Voraussetzungen

4.4.1 Die Qualifikation zur Ausübung der delegierfähigen Tätigkeiten/Maßnahmen erfordert, daß während der Ausbildung oder später die Technik erlernt und geübt wurde und ausreichende Kenntnisse über Gefahren und evtl. Komplikationen bekannt sind.

4.4.2 Die Qualifikation ist durch den Chefarzt oder Oberarzt der jeweiligen Klinik festzustellen und zu dokumentieren (s. Anlage 1).

4.4.3 Die Qualifikation ist in Abständen von zwei Jahren zu überprüfen und zu dokumentieren.

4.4.4 Krankenpflegeschülerinnen und -schüler dürfen zum Zwecke ihrer Ausbildung nach den Vorgaben der Ausbildungs- und Prüfungsverordnung nur unter unmittelbarer Aufsicht eines Arztes oder von besonders erfahrenen und extra be-

Möglichkeiten und Grenzen der Delegation ärztlicher Tätigkeiten in der Pflege, unter besonderer Berücksichtigung von Auszubildenden und Assistenzkräften.

Das Berufsrecht als Grundlage der Berufsausübung

auftragten Krankenpflegekräften, die die genannten Voraussetzungen erfüllen, i.m. und s.c. Injektionen vornehmen. Die Durchführungsverantwortung trägt dann die/der anleitende Ärztin/Arzt, die/der anleitende Krankenschwester/-pfleger.

5. **Verweigerungsrecht**

5.1 Die angeordneten Tätigkeiten/Maßnahmen können von beauftragten und qualifizierten Mitarbeiterinnen und Mitarbeitern (vgl. insb. Ziffer 4.4.2) nur wegen Unzumutbarkeit verweigert werden.

5.2 Liegt eine rechtmäßige Verweigerung vor, tritt ein arbeitsrechtlicher oder ein sonstiger Nachteil dadurch nicht ein.

6. **Haftpflichtschutz**

Mitarbeiterinnen und Mitarbeiter, die ordnungsgemäß beauftragt sind, genießen Haftpflichtschutz im Rahmen der Berufs- und sonstigen Haftpflichtversicherungen des Kreiskrankenhauses. Der Träger erkennt die delegierten Tätigkeiten als sog. gefahrgeneigte Tätigkeiten an und beschränkt sein evtl. Rückgriffsrecht auf grobe Fahrlässigkeit und Vorsatz.

7. **Geltungsbereich**

7.1 Die Dienstanweisung gilt einschließlich der oben benannten Qualifikationsnachweise in allen Kliniken sowie den Belegabteilungen des Kreiskrankenhauses _____.

7.2 Ausgenommen sind Krankenschwester/-pfleger, die aufgrund einer vom Krankenhaus anerkannten Weiterbildung und Prüfung die Anerkennung als Fachkrankenpflegekraft für Anästhesie, Intensivpflege oder OP besitzen, sowie für Hebammen. Für diese Mitarbeiterinnen und Mitarbeiter gelten besondere Regelungen.

8. **Schlußbestimmungen**

8.1 Die Arbeitsanweisung ist allen Ärztinnen/Ärzten, Belegärzten, Pflegekräften und MTLA's sowie den angegliederten Ausbildungsstätten bekannt zu geben.

• Mit Einschränkungen hinsichtlich einzelner Tätigkeitsfelder und rechtlicher Bewertungen ist auch der vom Verband der Pflegedirektorinnen und Pflegedirektoren der Universitätsklinika in Deutschland e.V. erarbeitete Leitfaden als Vorlage geeignet, der eine weitergehende Differenzierung der einzelnen pflegerischen Tätigkeitsfelder berücksichtigt und konkrete Übertragungstätigkeiten detailliert aufführt.

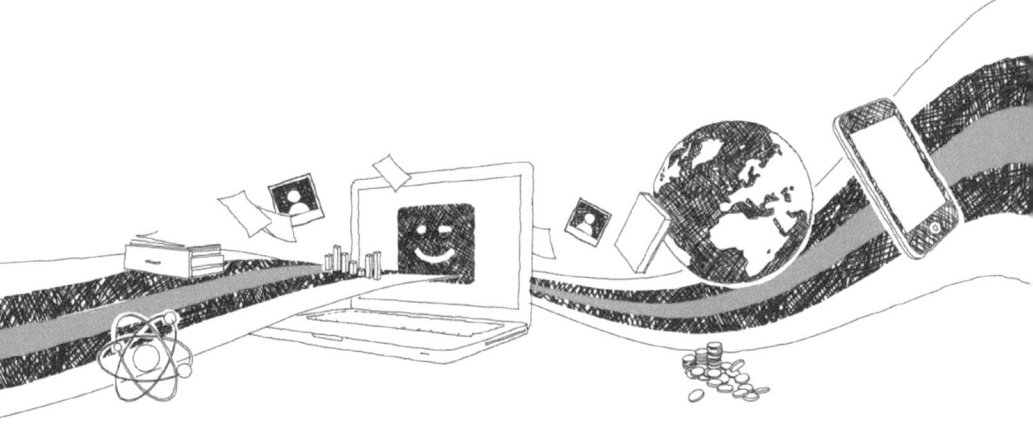
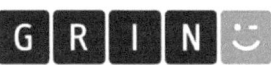